독은 우리 몸에 어떤 작용을 하는가

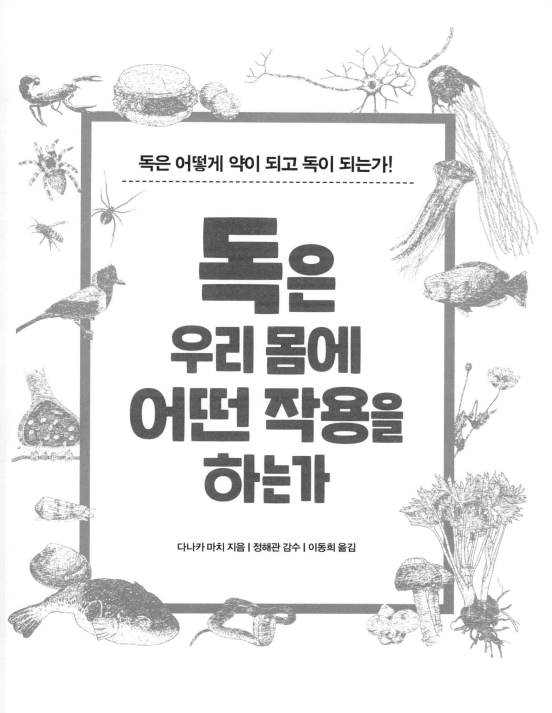

독은 어떻게 약이 되고 독이 되는가!

독은
우리 몸에
어떤 작용을
하는가

다나카 마치 지음 | 정해관 감수 | 이동희 옮김

전나무숲

인체 내 독의 작용 메커니즘을 알면
독의 위험으로부터 벗어날 수 있다

전나무숲에서 일반인을 대상으로 한 독성학 관련서를 출판한다 하여 꼼꼼히 살펴보게 되었다. 사실 독은 우리 생활 가까이에 항상 존재하고 있으며, 그만큼 우리는 위험에 노출된 상태에서 살아가고 있다. 따라서 생활 속의 독을 제대로 알면 상대적으로 위험으로부터 벗어날 수 있고 약에 대해서도 바르게 이해할 수 있다.

국내에 학술서로서 독성학 관련 서적은 다수 출판되었으나, 일반인들이 쉽게 접근할 만한 독성학 관련서는 찾아보기 어려운 것이 현실이다. 그런 현실 속에서 이 책이 번역되어 세상에 소개된다는 것은 이 분야의 전문가로서 상당히 의미 있는 일이라 생각되며, 독성학의 대중화의 문을 열어준 전나무숲에 감사의 말씀을 드린다.

이 책의 원저는 일본 기술평론사에서 나온 《이상한 독, 무서운 독》이다. 이 책은 복어나 해파리, 벌 등의 동물 독에서 곰팡이, 버섯 등의 식물 독과 광물, 화산가스, 세균 등의 천연 기원 독을 대상으로 이들 독이 인체에 어떻게 독성을 나타내는지, 그리고 예방법과 해독법은 무엇인지 등을 알기 쉽게 정리했다. 그리고 소크라테스의 죽음에서 도쿄 지하철 사린가스 사건에 이르기까지 실제로 있었던 독살사건 및 역사적인 예화를 풍부하게 인용하여 읽는 이의 이해를 돕고 읽는 재미를 더하고 있다.

한번 책을 손에 잡은 독자들은 마치 추리물이나 탐정소설을 읽는 기분으로 처음부터 끝까지 눈을 떼지 못할 것이다. 자칫 딱딱하거나 고루하기 쉬운 과학서를 이처럼 흥미진진하게 엮어준 저자의 노력에 감사의 말씀을 전하고 싶다. 책에는 수많은 동·식물명과 독성 관련 용어들이 등장한다. 사실 이러한 용어들은 전문가들도 우리말로 풀어내기 쉽지 않은데, 온갖 노력을 기울여 일일이 정확하게 우리말로 옮겨준 역자의 노고에도 감사를 드린다.

아울러 이 책은 천연 기원 독의 작용 메커니즘과 이를 근거로 한 새로운 약물의 개발에 대해서도 구체적으로 다루고 있어, 천연 기원 독 분야에 입문하고자 하는 생물학, 농학, 의학, 약학 분야의 예비 전문가들에게도 실질적인 도움이 되는 읽을거리를 제공하고 있다. 이 분야에 관심 있는 분들은 반드시 일독하기를 권한다.

_ 정해관

차 례

감수자의 글 인체 내 독의 작용 메커니즘을 알면 독의 위험으로부터
벗어날 수 있다 · 04

PART 1 **독의 과학**

1-1 독과 약은 어떻게 구분할까? · 14

1-2 독성의 강도는 어떻게 표시할까? · 17

1-3 독의 침투 경로와 효과의 관계 · 20

1-4 뇌에 치명적인 독－마약, 알코올, 니코틴 · 24

1-5 독은 우리 몸에 어떤 작용을 하는가? · 28

1-6 독의 종류에 따른 증상과 피해 · 31

1-7 신경계의 메커니즘 · 35

1-8 신경 독의 두 가지 유형 · 40

1-9 알칼로이드, 의약품의 원료로 사용되는 독 · 43

1-10 식중독, 세균의 독성에 대한 경고 · 45

1-11 콜레라균보다 무서운 O-157의 독성 · 48

1-12 지상 최강의 독 · 51

1-13 독으로 독을 치료한다 · 55

PART 2 동물 독의 비밀

2-1 동물 독의 종류 · 60

2-2 복어는 왜 자기 독에 중독되지 않을까? · 63

2-3 조개독은 어떻게 만들어질까? · 67

2-4 고둥 독, 모르핀보다 탁월한 진통제 · 71

2-5 해파리가 내뿜는 독 캡슐 · 74

2-6 해양생물 중 최강의 독 · 77

2-7 클레오파트라를 문 독사는? · 82

　●●컬럼 _ 바다뱀은 어류일까, 파충류일까? · 86

2-8 벌에 쏘이면 사망할 수도 있다? · 87

　●●컬럼 _ 벌에 쏘인 부위에 오줌을 묻히면 낫는다? · 91

2-9 독조는 정말로 존재했다? · 92

2-10 독화살개구리, 화려함 뒤에 숨은 무서운 독 · 95

2-11 전갈이 사람의 목숨을 구한다? · 98

2-12 불가사의한 거미독 · 102

2-13 가공식품의 무서운 역습, 보툴리누스 독소 · 106

　●●컬럼 _ 최강의 독, 보툴리누스 독소로 아름다움을 가꾼다 · 111

　●●컬럼 _ 진공 팩이나 가열 처리된 제품은 과연 안전할까? · 112

2-14 치명적인 식중독균 O-157 · **113**

　　●●컬럼 _ 지나친 살균·항균 생활이 면역력을 저하시킨다 · **117**

2-15 삶아도 구워도 먹을 수 없는 곰팡이 독 · **118**

2-16 생물 테러의 무기로 사용되는 탄저균 · **123**

2-17 신경을 역류하는 파상풍 독소 · **127**

2-18 페니실린, 곰팡이의 위대한 재발견 · **130**

PART 3　식물 독의 비밀

3-1 식물 독, 생존을 위한 방어본능 · **136**

3-2 '계모의 독' 투구꽃 · **139**

3-3 미치광이풀과 벨라도나 · **143**

3-4 흰독말풀과 아트로핀 · **147**

3-5 소크라테스의 독배는 독인삼이다 · **150**

3-6 아름다운 꽃에는 독이 있다 − 석산, 수선화 · **153**

3-7 원주민의 화살 독에서 탄생한 근육 이완제 · **156**

3-8 담배 한 갑, 성인의 니코틴 치사량 · **159**

3-9 리신, 마르코프 암살사건의 열쇠 · **164**

3-10 즐겨 먹는 채소에도 독이 있다? · **168**

　　●●컬럼 _ 아이들은 왜 피망을 싫어할까? · **172**

　　●●컬럼 _ 가을가지를 며느리에게 주면 안 되는 이유 · **173**

　　●●컬럼 _ 양배추 밭에 배추흰나비가 많은 이유 · **174**

3-11 독버섯의 세계 · **176**

● ●컬럼 _ 술과 함께 먹으면 숙취를 일으키는 두엄먹물버섯 · **181**

3-12 광대버섯이 보여 주는 환각의 세계 · **182**

3-13 매직 머시룸, 신을 만날 수 있는 환상의 버섯 · **186**

● ●컬럼 _ 목장말똥버섯을 먹으면 정말로 웃음이 나올까? · **189**

PART 4 광물 독·인공 독의 비밀

4-1 광물 독 · 인공 독이란? · **192**

4-2 '어리석은 자의 독' 아비산 · **195**

● ●컬럼 _ 지하수의 비소 오염 · **198**

4-3 청산가리, 소량만 사용해도 강한 독성 · **199**

4-4 아름다운 이름 뒤에 감춰진 최강의 독성 – 탈륨 · **203**

4-5 신경가스, 전쟁이 낳은 최악의 발견 · **206**

● ●컬럼 _ 유기인제의 독성– 아이들의 행동장애를 일으키는 주범 · **210**

4-6 위험한 화산가스 – 유화수소가스, 이산화탄소 · **211**

● ●컬럼 _ 사실은 산소도 독이었다 · **215**

4-7 불로불사약으로 여겼던 수은 · **216**

4-8 납독이 로마를 멸망시켰다? · **220**

4-9 정상적인 호르몬 작용을 막는 내분비교란물질 · **224**

● ●컬럼 _ 다이옥신은 인류에게 위협적인 물질일까? · **226**

PART 5 **마약이란?**

5-1 마약의 정의 · 230

5-2 마약은 어떻게 효력을 발휘하는가? · 233

5-3 아편의 역사 · 236

5-4 모르핀, 강력한 진정작용을 가진 아편 추출물 · 241

5-5 진통제 모르핀과 최악의 마약 헤로인 · 244

5-6 코카의 중독성과 코카콜라 · 247

5-7 코카인의 작용 · 250

5-8 맥각균과 성 안토니우스의 불 · 253

5-9 예술과 히피문화에 영향을 준 LSD의 탄생 · 256

5-10 페요테 선인장과 메스칼린 · 260

5-11 대마와 마리화나 · 263

5-12 각성제, 심각한 중독성의 공포 · 266

PART 6 **독살사건 수첩**

6-1 희대의 독살범, 브랭빌리에 후작부인 · 270

6-2 나폴레옹 암살의 미스터리 · 273

6-3 탈륨과 친어머니 살인 미수 사건 · 276

6-4 악명 높은 탈륨 독살범 그레이엄 영 · 279

6-5 투구꽃 살인사건 · 282

6-6 독 카레 사건 · 287

6-7 옴진리교의 지하철 사린가스 사건 · 290

6-8 감기약 살인사건 · 293

옮긴이의 글 독의 세계로 떠나는 흥미롭고 유익한 여행 · 296

참고문헌 · 298

찾아보기 · 299

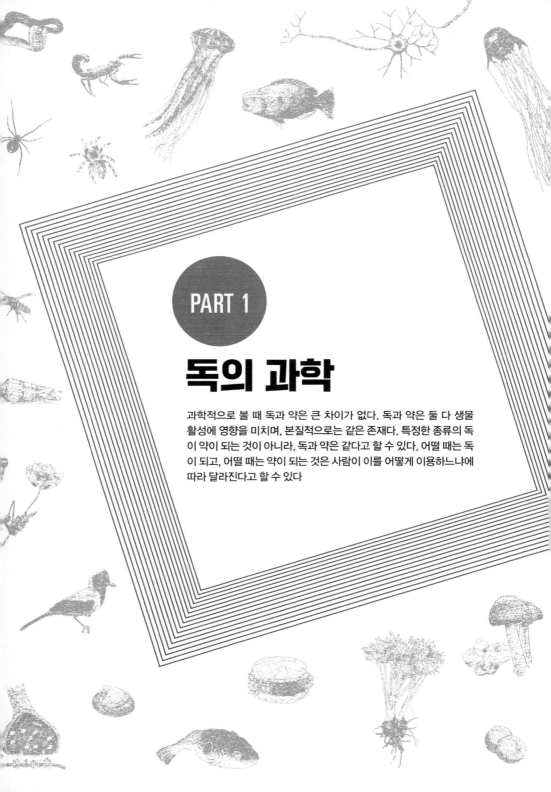

PART 1

독의 과학

과학적으로 볼 때 독과 약은 큰 차이가 없다. 독과 약은 둘 다 생물 활성에 영향을 미치며, 본질적으로는 같은 존재다. 특정한 종류의 독이 약이 되는 것이 아니라, 독과 약은 같다고 할 수 있다. 어떨 때는 독이 되고, 어떨 때는 약이 되는 것은 사람이 이를 어떻게 이용하느냐에 따라 달라진다고 할 수 있다

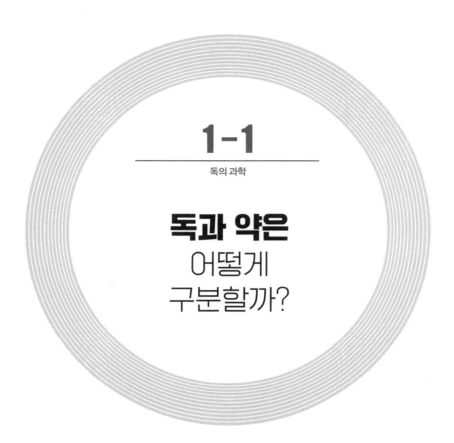

1-1

독의 과학

독과 약은
어떻게
구분할까?

일반적으로 '독'은 위험하고 해로우며, '약'은 안전하고 이롭다는 이미지를 갖고 있다. 이렇듯 독과 약은 서로 대립되는 별개의 존재처럼 보인다.

하지만 과학적으로 볼 때 독과 약은 큰 차이가 없다. 독과 약은 둘 다 생물 활성에 영향을 미치며, 본질적으로는 같은 존재다. 흔히 알고 있듯, 특정한 종류의 독이 약이 되는 것이 아니라, 독과 약은 같다고 할 수 있다. 똑같은 화학물질이 어떨 때는 독이 되고, 어떨 때는 약이 되는 것은 단지 양의 차이 때문이다.

맹독물질이라도 양을 더하거나 줄임으로써 약이 되고, 반대로 약으로 쓰이는 물질도 일정량을 초과하면 생명을 위협하는 독이 된다.

예를 들어, 강한 유독 식물인 투구꽃의 덩이뿌리를 건조시킨 것을 한방에서는 '부자(附子)'*라 하여 강심제나 이뇨제로 사용한다. 그러나 부자의 양을 잘못 조제하면, 구토나 입술 마비를 일으켜 곧바로 죽음에 이르게 하는 무서운 맹독으로 돌변한다.

그렇다면 어째서 이 같은 차이가 생기는 걸까? 바로 투구꽃에 들어 있는 아코니틴(aconitine) 때문이다. 아코니틴은 신경세포에 있는 나트륨 통로**를 제멋대로 열고 대량의 나트륨 이온을 세포 내로 유입시켜 신호가 전달되는 것을 방해한다. 그 결과, 신경전달물질인 아세틸콜린(acetylcholine)***의 분비가 억제돼 신경회로의 신호 전달이 방해를 받는다. 만약 신경이 극도로 흥분해 있을 때 아코니틴을 적당량 투여하면, 이내 흥분이 가라앉고 정상으로 돌아오는데, 이는 아코니틴의 약으로서의 효능이다. 그러나 아코니틴을 과잉 섭취하면, 지각 신경이 마비되고 호흡곤란이 와서 결국 질식사하

＊부자

맹독을 가진 투구꽃의 뿌리를 건조시킨 것. 한약재로 쓰인다.

＊＊나트륨 통로

신경 세포막에는 나트륨 이온을 통과시키는 '구멍', 즉 통로가 많이 있다. 이 구멍을 통해 나트륨 이온이 세포 안으로 들어오면, 세포의 안과 밖에 전위차가 발생해 활동전위가 일어난다. 그러면 옆에 있는 나트륨 통로가 열리면서 다시 활동전위가 일어나고, 활동전위가 파도처럼 차례로 신경 속으로 전해진다. 신경 속으로 전해진 전기신호가 바로 활동전위다. 자세한 내용은 38쪽을 참조할 것.

＊＊＊아세틸콜린

신경과 신경을 연결하는 부분에는 틈이 있는데, 이 틈으로 신경전달물질이 방출돼 전기신호가 전달된다. 신경전달물질의 일종인 아세틸콜린이 분비되면, 상대의 신경세포 수용체와 결합함으로써 상대측 신경에 활동전위가 발생한다.

게 된다.

　이런 현상은 독약인 아코니틴에만 한정된 얘기가 아니다. 좀 더 일반적인 물질, 예를 들어 건강보조제로 주목받고 있는 아연 역시 마찬가지다. 아연에는 피부를 만들거나 면역기능을 높이는 효과가 있는데, 사람이 하루에 필요로 하는 아연의 양은 10~15mg 정도다. 그런데 아연을 계속해서 과잉 섭취하게 되면, 구역질이나 설사, 근육통과 같은 증상을 일으키고, 아연 중독에 걸릴 수 있다.

　또한 술이나 사탕, 소금처럼 일상에서 우리가 흔히 섭취하는 물질들도 독이 될 수 있다. 따라서 독과 약의 차이는 물질이 가진 성질 때문이 아니라, 사람이 이를 어떻게 이용하느냐에 따라 달라진다고 할 수 있다.

1-2

독의 과학

독성의 강도는
어떻게
표시할까?

독 중에는 아주 소량으로도 맹독성을 발휘하는 독이 있고, 많은 양
을 사용해야 비로소 독성이 나타나는 독이 있다. 이 같은 독성의 강도
차이는 어떻게 표시할까?

독의 양과 독성의 강도는 서로 밀접한 관련이 있다. 독의 양이 너무
적어 효과가 나타나지 않는 경우를 '무효량(無效量)'이라 하고, 효과가
나타나는 양을 '중독량' 또는 '효과량'이라고 한다.

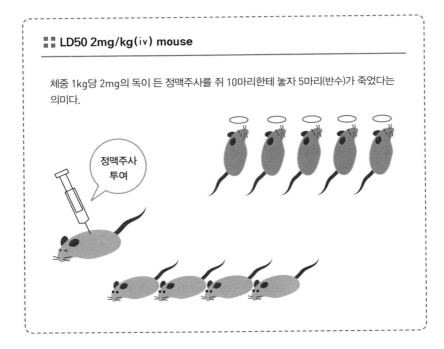

∷ LD50 2mg/kg(iv) mouse

체중 1kg당 2mg의 독이 든 정맥주사를 쥐 10마리한테 놓자 5마리(반수)가 죽었다는 의미다.

정맥주사
투여

이처럼 독의 양과 효과의 관련성을 이용해 독성의 강도를 나타내는 지표가 'LD50'이다. LD50은 반수치사량(半數致死量, lethal dose 50%)이라고도 하는데, 이 양을 투여하면 실험동물 중 50%가 죽을 것으로 예상되는 수치를 의미한다. 예를 들어, 체중 1kg당 2mg의 독을 쥐 10마리의 정맥에 주사해 그중 5마리가 죽었다면 이 화합물의 독성은 'LD50 2mg/kg(iv)* mouse'로 표시된다. 즉, LD50의 값이 작을수록 독성이 강하고 클수록 독성이 약한 것이다.

또한 LD50이 10mg/kg인 화합물이 있다면, 이는 체중 1kg당 10mg을 투여해 실험동물 중 50%

＊(iv)
intravenous의 약어. 정맥(venous)의 내부 속으로(intra)라는 의미로, 여기에서는 정맥주사를 가리킨다.

가 죽었다는 사실을 나타낸다. 따라서 체중이 50kg 나가는 사람이라면 10mg/kg×50kg으로, 그 값은 500mg이 된다.

LD50은 독약에만 적용되는 지표가 아니다. 예를 들어, 소금의 경우 LD50은 4g/kg이다. 이는 곧 체중이 50kg 나가는 사람이 200g의 염분을 한꺼번에 섭취하면 생명이 위험하다는 이야기다. 비록 소금 자체에는 독성이 없지만, 그만큼 많은 양을 먹으면 혈중 나트륨과 염소 농도가 갑자기 높아져 세포 내에 탈수현상이 일어나고, 뇌세포 위축과 뇌혈관 확장, 거미막하출혈*과 같은 증상을 일으킬 수 있다.

＊거미막하출혈
거미막과 연질막 사이의 뇌척수액이 차 있는 공간에서 일어나는 출혈. 갑자기 머리가 아프고 토하거나 의식을 잃고 경련을 일으키는 따위의 뇌졸중과 비슷한 증상이 나타난다.

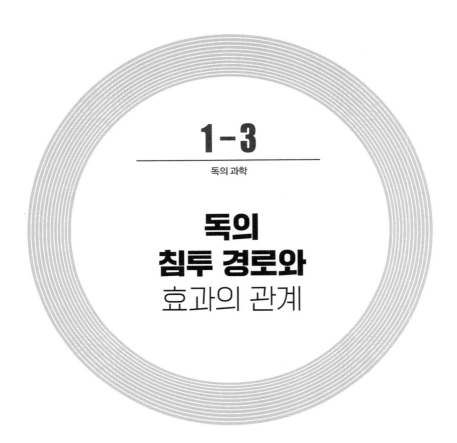

1-3

독의 과학

독의
침투 경로와
효과의 관계

화학물질이 몸속으로 들어오는 경로는 다양하다. 알약처럼 입으로 먹는 경우를 경구투여(po)라고 한다. 이 경우는 독이나 약이 소화관에서 흡수돼 문맥을 거쳐 간으로 들어간다. 그리고 간에서 분해(해독)된 후 나머지는 혈액을 통해 각 장기나 기관으로 운반되어 독성이 나타난다. 하지만 경구투여의 경우에는 일주일이면 독소의 90%가 몸 밖으로 배출된다.

정맥 내 주사(iv), 피하주사(sc), 복강 내 주사(ip)처럼 주사기를 이용해 몸속에 화학물질을 직접 주입하는 투여 방법도 있다. 이와 같은 방법은 소화액의 영향을 받지 않고 간을 거치지도 않으므로, 투여된 물질이 화학적 변화 없이 신속하게 몸속으로 흡수된다.

또한 병원균이나 독가스처럼 호흡을 통해 폐에 흡수돼 혈액 속으로 들어가는 경우도 있고, 미란*성 독가스처럼 피부를 통해 직접 흡수되는 경우도 있다. 피부를 통해 흡수되는 유해물질을 '경피독(經皮毒)'이라고 하는데, 우리가 일상생활 속에서 흔히 사용하는 물건 중에도 경피독성을 가진 물질이 많다. 보습제나 유화제로 화장품 속에 포함된 프로필렌글리콜(propylene glycol)**이나 합성세제 속의 라우릴유산나트륨(sodium lauryl sulfate, 합성계면활성제)은 양에 따라 피부 조직이나 각질층을 파괴하는 작용을 한다. 피부에 흡수된 독은 직접 혈관이나 림프관으로 들어가 온몸을 돈 후 피하조직에 축적되기 쉽다.

이처럼 독이나 약의 침투 경로는 아주 다양하며, 들어온 경로에 따라 그 효과도 달라진다. 그러므로 독성의 지표로 이용되는 LD50도 몸속으로 들어온 경로에 따라 같은 물질이라도 그 값이 다르다. 예를 들어, 쥐에 대한 독약 스트리크닌(strychnine)***의 LD50은 경구투여에서는 약

✽ 미란(靡爛)
피부·점막의 일부가 썩거나 헐어 문드러짐. 짓무름.

✽✽ 프로필렌글리콜
화장품 등에 사용되는 알코올류의 일종. 물에 잘 혼합되는 수산기가 2개 있으며, 보습성이 있는 액상(液狀)으로, 피부에 대한 침투성이 좋다. 그러나 독성이 있어 피부염을 일으키는 경우도 있다.

✽✽✽ 스트리크닌
동남아시아가 원산지인 마전과(馬錢科) 나무의 씨에 들어 있는 알칼로이드로, 맹독을 지녔다. 무색의 결정으로 쓴맛이 강하고, 인공 합성해 만들 수도 있다. 중추신경 흥분제로 심한 경련을 일으키며, 최악의 경우 호흡 마비를 초래한다.

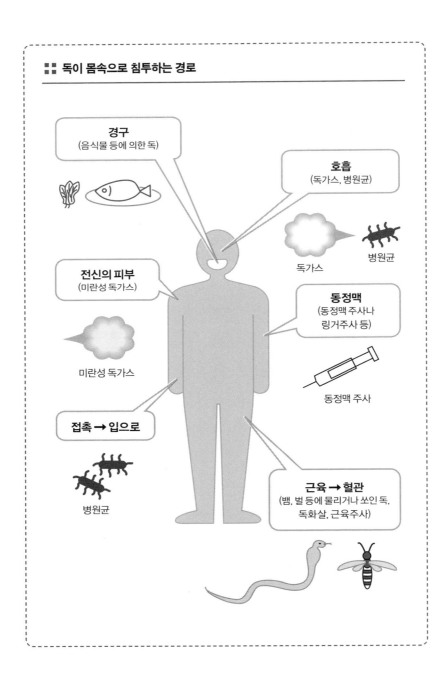

독이 몸속으로 침투하는 경로

경구
(음식물 등에 의한 독)

호흡
(독가스, 병원균)

독가스

병원균

전신의 피부
(미란성 독가스)

미란성 독가스

동정맥
(동정맥 주사나
링거주사 등)

동정맥 주사

접촉 → 입으로

병원균

근육 → 혈관
(뱀, 벌 등에 물리거나 쏘인 독,
독화살, 근육주사)

20mg/kg, 복강 내 주사(ip)에서는 2.1mg/kg이다. 즉 경구투여에 비해 복강 내 주사의 독성이 10배 가까이 강하다.

참고로 스트리크닌은 열대 아시아에서 오랫동안 화살 독(矢毒)으로 사용되어 왔는데, 사냥감의 혈액 속에 직접 독을 주입하는 화살 독은 그 효과가 아주 탁월하다. 또한 독사에 물렸을 경우에도 이른바 근육주사*와 마찬가지로 혈액 속으로 독이 직접 침투해 전신에 독이 쉽게 퍼진다.

그러나 독이 입으로 들어간 경우에는 위산에 의해 분해되고 장에서도 흡수가 잘 되지 않아 독이 충분한 효력을 발휘하지 못한다. 맹독을 묻힌 화살에 맞아 죽은 동물의 고기를 먹어도 별탈이 없는 것은 바로 이 때문이다

＊ 근육주사

피부층을 뚫고 근육층에 약을 주사하는 것으로, 모세혈관을 통해 약이 흡수된다. 정맥에 주사하는 경우보다 약의 흡수 속도는 느리지만, 그만큼 효과가 오래 지속된다. 주사 부위는 엉덩이·허벅지·어깨의 근육이다.

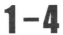

1-4

독의 과학

뇌에 치명적인 독
- 마약, 알코올,
니코틴

앞에서 독성의 강도는 LD50의 수치로 결정되는 것이 아니라, 경구투여냐, 아니면 피부에 의해 흡수되는 경피독이냐와 같은 침입 경로에 따라 크게 좌우된다고 했다. 그런데 이 밖에도 독의 효과와 관련이 깊은 요소로, 독과 장기의 친화성 차이가 있다.

독은 그 성질에 따라 각각의 장기에 영향을 미치는 정도가 다르다. 어떤 독은 간에 쉽게 작용하고, 어떤 독은 신장에 쉽게 영향을 미친다.

또 어떤 독은 신장에는 큰 손상을 입히지만, 신경계에는 별다른 작용을 하지 않는 성질을 지닌 것도 있다.

어떤 독이 특히 신경계에 영향을 주는지 여부는 그 독이 혈액 뇌관문(血液 腦關門)*을 통과할 수 있는지 없는지에 따라 결정된다. 혈액 뇌관문이란 이른바 뇌로 연결되는 모세혈관 속의 검문소와 같은 곳이다. 뇌 이외의 모세혈관에는 세포들 사이에 틈이 있지만, 뇌로 연결되는 모세혈관에는 틈이 없다. 따라서 독성을 가진 물질이라 해도 뇌 속으로 들어가지 못하고 되돌아가게 된다.

그러나 개중에는 혈액 뇌관문을 통과하는 물질도 있다. 이런 물질은 세포와 세포 사이의 틈이 아니라, 세포 속을 통과해 뇌 속으로 침입한다. 일반적으로 저분자로 지용성 화합물인 경우 혈액 뇌관문을 쉽게 통과하는데, 그 이유는 뇌의 신경 세포막이 기름에 쉽게 용해되는 인지질**로 구성되어 있기 때문이다. 담배를 많이 피우거나 과음을 하면 어지럼증을 느끼는데, 이는 담배에 포함된 니코틴이나 술에 들어 있는 알코올이 지용성 분자로 만들어졌기 때문이다.

알코올과 마찬가지로 마약으로 취급되는 물질 역시 혈액 뇌관문을 쉽게 통과해 뇌에 영향을 준다. 예를 들어, 양귀비에 들어 있는 성분인 모르핀이 그렇다. 모르핀은 뇌 속에 들어와 중추계에 진정작용을 하므로 마취제로 사용되고 있다. 하지만 실제로 뇌관문을 통과하는 모르핀의 비율은 2%

＊혈액 뇌관문
혈액과 뇌 조직 사이에 존재하는 내피세포로 이루어진 관문. 다른 장기의 내피세포와 달리 세포와 세포 사이가 매우 촘촘해 약물이 잘 투과되지 않는다.

＊＊인지질
분자 안에 인산에스테르를 갖고 있는 복합지질이다. 세포막을 형성하고 신경 전달에 중요한 역할을 담당한다.

뇌와 말초조직의 혈관 구조 비교

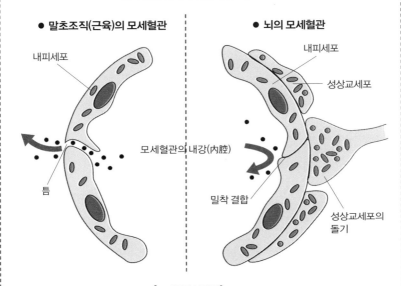

● 말초조직(근육)의 모세혈관

● 뇌의 모세혈관

내피세포

내피세포

성상교세포

모세혈관의 내강(內腔)

틈

밀착 결합

성상교세포의
돌기

[모세혈관의 단면]

오른쪽이 뇌의 모세혈관이고, 왼쪽이 말초조직(근육)의 모세혈관이다. 뇌혈관의 경우
혈관벽의 내피세포들이 서로 밀착되어 있으므로 불필요한 물질을 통과시키지 않는
다. 이것이 혈액 뇌관문이다. 반면, 말초조직의 경우는 내피세포들 사이에 틈이 있어
물질을 쉽게 통과시킨다.

또한 뇌의 경우는 혈관 내피세포의 바깥쪽을 성상교세포(星狀膠細胞)*가 둘러싸고
있어 이중 관문을 형성하고 있다. 성상교세포의 세포막에는 특정 물질만을 통과시키
는 수송계(輸送系)가 있다.

✻ **성상교세포(astrocyte)**
뇌세포에는 신경세포 외에도 신경세포에 영양분이나 신경전달물질 등을 운반하는 글리아세포(glacyte)
가 있는데, 성상교세포는 이런 글리아세포의 일종이다. 글리아세포는 신경세포의 위치를 고정하거나 혈
액 뇌관문을 형성하는 등 뇌 활동에 중요한 역할을 담당한다.

정도에 지나지 않는다.

그러나 모르핀에 염화아세틸을 첨가해 합성한 헤로인의 경우는 모르핀보다 지용성이 높아, 혈액 뇌관문을 통과하는 비율이 모르핀의 30배에 이른다. 때문에 섭취량에 따라서는 심한 중독 증상을 일으켜 혼수상태에 빠지거나 쇼크사하는 경우도 있으며, 쉽게 의존증에 빠지기도 한다. 이처럼 헤로인은 심한 부작용 때문에 의료용 마약으로 개발되었지만, 판매는 물론이고 제조 자체를 법적으로 금지하고 있다.

1-5

독의 과학

독은 우리 몸에
어떤 작용을
하는가?

앞에서 독은 그 성질에 따라 각각의 장기에 영향을 미치는 정도가 다르다고 했다. 여기에서는 독이 작용하는 메커니즘에 대해 좀 더 자세히 알아보도록 하자.

노벨상을 수상한 '세균학의 창시자' 로베르트 코흐(Robert Koch, 1843~1910)의 제자였던 독일의 세균학자 파울 에를리히(Paul Ehrlich, 1854~1915)는 의대 재학시절부터 합성색소를 이용한 세균의 염색실험에 큰 관심을 갖고 있었다.

어느 날 에를리히는 결핵환자의 병리절편(病理切片)에 염색실험을 했는데, 결핵균*이 선명한 색깔로 물들어 있는 모습을 보게 된다. 이를 통해 그는 화합물이 각각의 세포에 대해 특이한 친화성을 갖고 있다는 사실을 알아냈다. 이와 같은 발견을 토대로 에를리히는 병의 원인이 되는 세균하고만 결합해 세균의 성장을 방해하는 색소의 합성 연구에 매달리게 되었다. 후에 이 연구는 트리판로트(수면병을 일으키는 기생충인 트리파노소마의 치료약)와 살바르산(매독 치료약)을 개발하는 성과를 거두었다.

* 결핵균
1882년에 코흐가 발견한 결핵의 병원균. 초기에는 감기 증상과 유사하지만, 진전되면 온몸이 나른해지고 가슴 통증, 식은 땀, 각혈(폐에서 출혈) 등의 증상이 나타난다. 과거에는 죽음의 병으로 여겼던 감염증이다.

몸속에 들어온 화합물이 특정 세포에 친화작용을 가질 때, 그 화합물과 결합하는 부위를 '수용체(受容體)'라고 한다. 신경 전달에 관계하는 아세틸콜린과 노르아드레날린 등의 신경전달물질, 그리고 각종 호르몬에도 이와 같은 수용체가 있다.

또한 독에도 각각 결합하기 쉬운 수용체가 있다. 그리고 이와 같은 메커니즘은 독의 종류나 표적이 되는 장기, 조직 등에 따라 다양하다. 예를 들어, 콜레라균이 몸속에 들어오면 콜레라균은 감염자의 몸속에 단백질 독소를 만든다. 단백질 독소는 A, B 두 개의 유닛으로 이루어져 있는데, B유닛은 세포 표면의 강글리오시드GM1이라는 당지질을 수용체로 삼아 결합하고, A유닛은 세포막을 뚫고 세포 속으로 침투해 세포막 속의 단백질 인산화 효소를 활성화시킨다. 인산이 활성화되

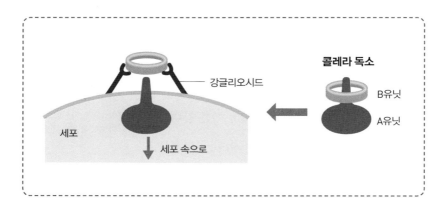

콜레라 독소

B유닛

A유닛

강글리오시드

세포

세포 속으로

면 나트륨 이온의 운반을 도와주는 나트륨 통로의 단백질 활동을 방해한다. 그 결과, 나트륨 이온이 세포 속으로 들어가지 못하므로, 전해질* 농도를 일정하게 유지하기 위해(삼투압을 유지하기 위해) 세포 속의 수분이 세포 밖으로 배출된다. 이 수분이 장벽에서 점액으로 분비돼 콜레라 특유의 증상인 물 같은 설사를 일으키는 것이다.

＊ 전해질
물에 녹으면 전하를 띤 이온이 되는 물질을 가리킨다. 소금(염화나트륨)은 물속에서 나트륨 이온과 염소 이온으로 분리된다. 그 밖에도 칼슘, 칼륨, 마그네슘 등이 이온화된다.

콜레라 독소의 작용 메커니즘은 비교적 쉽게 밝혀진 경우다. 그러나 다양한 유독 화합물들이 각기 체내에서 특이한 반응을 일으키는 메커니즘은 복잡해 아직 완전히 규명되지 않았다.

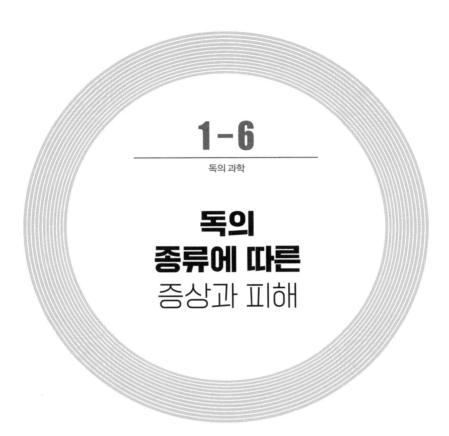

1-6

독의 과학

독의
종류에 따른
증상과 피해

독의 종류는 매우 다양하며, 독을 분류하는 방법 또한 다양하다.

우선 기원에 따라 독을 분류하는 방법이 있다. 예를 들어, 투구꽃과 같은 식물에서 유래한 독, 독사와 같은 동물에서 유래한 독, 세균이나 바이러스처럼 미생물에서 유래한 독, 납이나 수은 등 광물에 들어 있는 독이 있다. 그리고 이처럼 자연계에 존재하는 천연 독이 있는가 하면, 비소나 청산가리처럼 인공적으로 합성한 독도 있다.

이들 독을 한국어로는 통틀어 '독'이라고 부르지만, 영어에서는 독을 나타내는 단어가 '포이즌(poison)', '톡신(toxin)', '베놈(venom)' 등 세 가지다. 포이즌은 천연 독과 화학적으로 합성한 독 전부를 가리키며, 톡신은 병원균과 같은 생물에서 유래한 독소를 나타낸다. 그래서 독약학·독성학을 톡시콜로지(toxicology)라고 한다. 그리고 베놈은 동물 독 중 특히 독사나 전갈, 벌 등의 독샘을 가진 생물이 분비한 독을 가리킨다.

한편, 독이 생물에 작용하는 방식에 따라 분류하는 방법도 있다. 가장 대표적인 것으로 신경 독, 혈액독(출혈 독), 세포 독을 들 수 있다. 신경 독(神經毒)은 몸속에 흡수되면 주로 신경계통에 피해를 주는 독이다. 복어 독인 테트로도톡신이나 범죄에 이용되는 사린, 담배에 들어 있는 니코틴 등이 신경 독에 해당한다. 신경 독에 중독되면 호흡곤란이나 심부전, 경련 등의 증상이 나타난다.

혈액독(血液毒)은 이름 그대로 혈액 속의 적혈구를 파괴하거나 모세혈관 벽을 파괴하는 작용을 한다. 살무사나 반시뱀*의 독이 혈액독에 해당한다. 이런 뱀에 물리면 조직과 혈관이 파괴되고 피하출혈이 일어나 심한 통증과 구역질, 부종과 같은 증상이 나타난다.

마지막으로 세포 독(細胞毒)은 세포막을 파괴하거나 독소를 퍼뜨려, 에너지 대사나 단백질 합성을 방해하거나 또는 DNA**의 유전 정보에 이상을 일으킨

✳ 반시뱀
머리가 삼각형인 맹독성 독사로, 독아(毒牙)가 위턱에 2개 있고 깊이 물리면 사망하는 경우도 있다. 주로 나무 위나 풀밭에 살며 쥐를 잡아먹는다.

✳✳ DNA
디옥시리보 핵산(DNA)은 '생명의 설계도'인 유전자의 실체다. 당과 인산, 염기체가 사슬 모양으로 길게 이어진 구조이며, 이 사슬이 이중 나선 모양으로 연결돼 있다. 염기는 아데닌, 구아닌, 티민, 시토신 4종류이며, 이런 염기 조합으로 유전 정보가 결정된다.

▪▪ 독의 분류

● 자연계에서 유래한 독과 인공적인 독

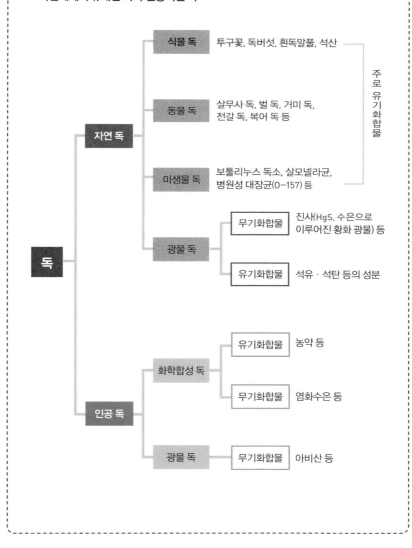

▪▪ 독의 작용에 따른 분류

● 생물에 작용하는 방식에 따른 분류

	독의 종류	독의 작용
신경 독	복어 독인 테트로도톡신, 패류 독인 삭시톡신, 보툴리누스균 독소, 전갈 독, 마귀광대버섯이나 환각버섯의 독, 코브라 독	신경의 신호 전달을 방해해 신경이나 근육에 마비 증상을 일으킨다. 호흡곤란이나 심부전, 경련 등과 같은 증상이 나타난다.
혈액독	살무사와 반시뱀의 독	적혈구와 혈관벽을 파괴해 출혈을 일으킨다. 심한 통증과 구역질, 부종이 나타난다.
세포 독	발암성 물질, 살리도마이드, 유기수은(미나마타병 등), 내분비교란물질 등의 최기형성 물질	세포막 파괴와 단백질 합성을 방해하고, 유전자 DNA에 손상을 입힌다. 발암이나 생식 이상, 기형을 야기한다.

다. 이른바 발암성 물질이나 살리도마이드(thalidomide)처럼 기형을 일으키는 최기형성(催畸形性, 태아기에 작용하여 장기의 형성에 영향을 주어 기형이 되게 하는 성질) 물질이 세포 독에 해당한다.

그러나 이 같은 분류는 모두 편의상의 구분에 불과하며, 납처럼 독성 물질 하나가 신경 독과 혈액독 모두에 해당하는 경우도 적지 않다.

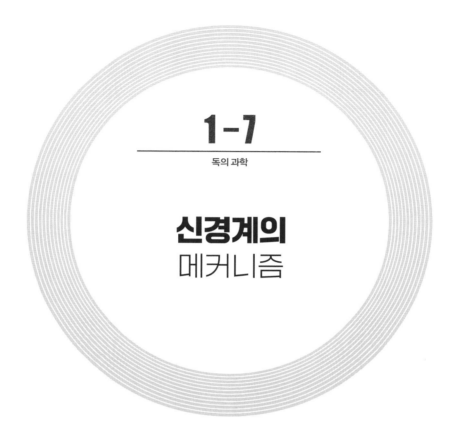

1-7

독의 과학

신경계의
메커니즘

복어 독인 테트로도톡신, 투구꽃의 아코니틴, 화학 합성된 사린 등은 이른바 신경 독에 해당한다. 그러나 같은 신경 독이라고 해도, 투구꽃의 아코니틴과 사린은 독이 작용하는 메커니즘이 다르다.

이에 대해 설명하기에 앞서, 먼저 사람의 신경계에 대해서 잠시 살펴보자. 사람의 신경계는 중추신경계(뇌와 척수)와 말초신경계(운동신경, 지각신경, 교감·부교감 신경)로 이루어져 있다.

중추신경계는 일종의 호스트 컴퓨터와 같은 역할을 하는 기관으로, 중추신경계에서 명령이 내려오면 장기나 근육 등 신체 각 부위로 전달하고, 이와 반대로 감각을 통해 들어온 정보를 중추신경계로 전달하는 네트워크가 바로 말초신경계다.

중추신경계에 속하는 뇌와 척수는 수많은 신경세포(뉴런)로 이루어져 있으며, 신경세포들이 서로 정보를 교환함으로써 신체의 안팎에서 들어오는 다양한 정보들을 처리한다. 신경세포에는 축색이라 부르는 신경섬유가 뻗어 있고, 그 끝은 다른 세포의 신경섬유(수상돌기)와 연결돼 있다.

근육에 자극이 가해지거나 뇌에서 근육에 명령을 내리면, 신경섬유 속에서 활동전위라고 부르는 전기신호가 전해진다. 보통 축색 내부는 칼륨 이온(K^+)의 농도가 세포 바깥쪽보다 높고, 나트륨 이온(Na^+)의 농도는 안쪽보다 바깥쪽이 훨씬 높다.

따라서 신경이 활동하지 않을 때는 세포의 바깥쪽 전위는 언제나 플러스, 내부는 마이너스를 유지한다. 여기에 자극이 전해지면, 축색 세포막에 무수히 존재하는 나트륨 이온을 통과시키는 통로가 열리고, 바깥쪽에서 플러스를 띤 나트륨 이온이 흘러들어 온다. 그러면 그 부위의 전위가 높아져 활동전위가 발생한다. 뒤이어 인접한 나트륨 통로가 전위의 변화를 감지하고 통로를 연다. 이렇게 차례로 활동전위가 축색을 따라 발생하고, 전기신호로 전도(傳導)된다. 그리고 어느 정도 시간이 지난 후 칼륨 통로가 열리고 칼륨 이온이 바깥쪽으로 방출돼 그 부위

■ 신경계의 정보 전달 원리

● 신경세포

신경세포 중심부에서 발생한 전기
신호(활동전위)는 축색을 따라 축색
끝에 있는 시냅스에 도달한다. 신호
가 나가는 출구는 축색 한 곳이지만,
주위의 신호가 들어오는 입구는 마
치 가지를 치듯 뻗은 수많은 수상돌
기에 존재한다. 주위의 신경세포와
연결된 시냅스는 하나의 세포에 약
1만 개 정도 있다.

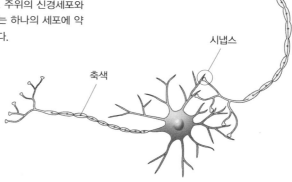

수상돌기

축색

시냅스

축색

● 시냅스

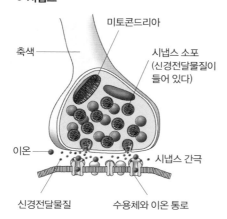

미토콘드리아

축색

시냅스 소포
(신경전달물질이
들어 있다)

이온

시냅스 간극

신경전달물질

수용체와 이온 통로

시냅스란 신경세포와 신경세포의
접합 부위로, 축색 말단부의 약간
부푼 부분 곳과 틈, 다른 신경세포 수용
체를 통틀어 말한다. 활동전위가
시냅스에 전해지면, 이에 자극을
받아 신경전달물질이 방출돼 상대
신경세포의 수용체와 결합한다.
그러면 이온 통로가 열리고, 나트
륨 이온이 유입돼 활동전위가 일
어나 신호가 전달된다.

∷ 나트륨 통로와 신경

● 신경세포

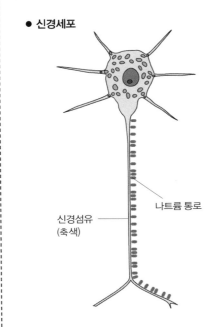

신경섬유
(축색)

나트륨 통로

● 나트륨 통로

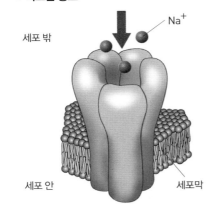

세포 밖

Na$^+$

세포 안

세포막

신경이 전기신호를 전달하는 구조는 나트륨 통로가 담당하고 있다. 나트륨 통로가 열리면 플러스 전하를 띤 나트륨 이온이 들어오고 세포 안의 전위가 올라간다. 세포 안은 보통 밖에 비해 전위가 마이너스이므로 원래의 마이너스로 돌아가려고 활동전위가 발생한다. 이런 현상을 발화(發火)라고 한다. 활동전위가 발생하면 이 자극이 이웃해 있는 나트륨 통로로 전달되고, 거기에서도 나트륨 통로가 열려 나트륨 이온이 유입돼 활동전위가 발생한다. 이와 같은 식으로 신경섬유의 막 표면에 배열된 나트륨 통로가 차례로 열리고, 마치 파도처럼 활동전위가 전달된다. 그러나 나트륨 이온은 그 자리에서 나갔다 들어왔다 할 뿐이므로, 바다에서 파도가 물이 있는 자리는 이동하지 않은 채 상하운동만으로 전달되는 모습과 아주 흡사하다.

따라서 만약 어떤 독소가 나트륨 통로에 영향을 미쳐, 통로를 차단하거나 계속 열어 둔 상태로 방치한다면, 신호가 정상적으로 전달되지 못한다.

는 원래의 마이너스 전위로 돌아간다. 이와 같은 활동이 우리 몸속에서는 반복적으로 일어난다.

이렇듯 신경의 말단에서 전해진 전기신호는 다른 신경이나 근육에 정보를 전달하는데, 신경세포의 말단과 말단 사이에는 시냅스(synapse)*라는 미세한 틈이 있다. 신경은 이 시냅스에서 전기신호가 아니라, 신경전달물질이라는 화학물질을 매개로 정보를 전달한다. 현재 밝혀진 화학물질로는 아세틸콜린, 아드레날린, 도파민 등 약 100가지 종류가 있다.

＊시냅스
신경세포와 신경세포의 접합부위로, 그 틈은 폭이 약 20nm(1나노미터는 100만 분의 1mm)다. 시냅스란 정확하게 말하면 신경섬유의 말단 부위와 틈, 그리고 다른 신경세포의 수용체까지 통틀어 이르는 말이다.

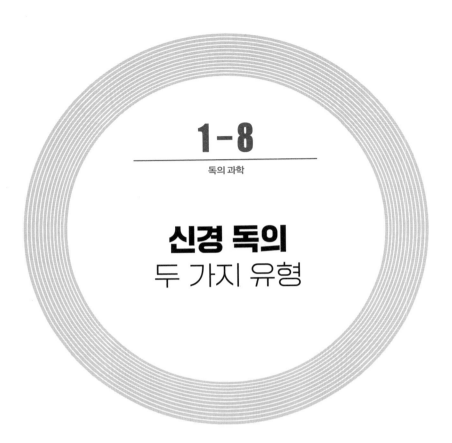

1-8

독의 과학

신경 독의
두 가지 유형

신경 독은 그 종류에 따라 전기적 신호에 의한 정보 전도를 방해하는 독과, 시냅스에서 화학물질에 의한 정보 전달을 방해하는 독으로 나누어진다.

우선 전기적 신호에 작용하는 신경 독에는 투구꽃의 아코니틴과 복어 독인 테트로도톡신이 있다. 투구꽃의 아코니틴은 세포의 나트륨 통로를 열고 세포 안으로 나트륨 이온을 대량으로 유입시키는 작용을 한

▌▌ 사린과 아세틸콜린

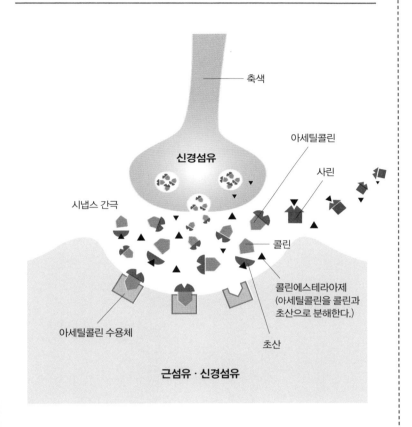

축색

아세틸콜린

신경섬유

사린

시냅스 간극

콜린

콜린에스테라아제
(아세틸콜린을 콜린과
초산으로 분해한다.)

아세틸콜린 수용체

초산

근섬유 · 신경섬유

신경섬유의 말단에 전기신호가 도달하면, 아세틸콜린이 시냅스 간극에 분비되고, 근육이나 신경의 아세틸콜린 수용체와 결합해 신호가 전달된다. 그 후 효소인 콜린에스테라아제가 아세틸콜린을 분해해 다음 신호를 준비한다.

신경 독인 사린은 아세틸콜린과 구조가 비슷하기 때문에 콜린에스테라아제와 결합해 아세틸콜린이 분해되는 것을 방해한다. 이처럼 아세틸콜린이 분해되지 않고 남으면, 다음 신호가 제대로 전달되지 않아 근수축이 되지 않으므로 마비 증상이 일어난다.

＊ 사린

나치 독일이 개발한 대표적인 신경가스. 사린(SARIN)이라는 이름은 사린을 개발한 과학자 네 명의 이름을 따서 지은 것이다. 아세틸콜린을 분해하는 효소인 콜린에스테라아제의 활동을 방해해 신경에 장애를 일으킨다.

다. 이로 인해 세포 안팎의 전하가 정상적으로 기능할 수 없게 된다.

한편, 시냅스에 작용하는 신경 독에는 신경가스인 사린이 있다. 사린＊은 시냅스에서 활동하는 아세틸콜린이라는 신경전달물질과 비슷한 구조를 갖고 있다. 아세틸콜린은 정상적인 상태에서는 시냅스를 통해 정보를 전달한 후 콜린에스테라아제(cholinesterase)라는 효소에 의해 분해된다. 그런데 아세틸콜린과 구조가 비슷한 사린이 몸속에 들어오면 콜린에스테라아제는 아세틸콜린이 아니라 사린과 결합한다. 그 결과, 아세틸콜린이 분해되지 않고 남아, 신경을 흥분시키고 생명을 위협하는 다양한 증상들이 나타난다.

1-9

독의 과학

알칼로이드,
의약품의 원료로
사용되는 독

독물 중독을 보도하는 신문기사에서 때때로 '알칼로이드계의 맹독'
이라는 표현을 보게 된다. 하지만 알칼로이드가 무엇인지 정확히 알고
있는 사람은 별로 없는 듯하다.

알칼로이드(alkaloid)란 '알칼리성 유기물'이라는 의미로, 분자 속에
질소를 함유하는 알칼리성 동·식물 성분을 통틀어 일컫는 말이다. 알
칼로이드는 크게 질소와 기본 골격이 아미노산인 진성(眞性) 알칼로이

핵산은 당과 인산, 염기로 이루어진 고분자 물질로, 세포 내의 유전자 실체인 디옥시리보 핵산(DNA)과 리보 핵산(RNA)이 있다.

드, 기본 골격이 비(非)아미노산인 슈도 알칼로이드(pseudo alkaloid), 질소와 기본 골격이 아미노산이지만 탈탄산 반응을 일으키지 않는 불완전 알칼로이드로 크게 나눌 수 있다.

알칼로이드 중에는 강한 생물 활성을 가진 물질들이 많다. 왜냐하면 산소와 핵산*처럼 생체반응에 직접 관계하는 물질은 대부분 질소화합물이며, 또한 아세틸콜린이나 노르아드레날린처럼 신경 전달에 관계하는 물질이 알칼로이드이기 때문이다. 따라서 아무리 약한 독성을 가진 알칼로이드라 해도 일단 몸속에 들어가면 빠른 시간 내에 생체반응을 일으킨다.

식물 독은 대개의 경우 알칼로이드다. 예를 들어, 투구꽃의 아코니틴, 벨라도나의 아트로핀, 화살에 바르는 독으로 사용되는 쿠라레, 가짓과의 미치광이풀에 포함된 스코폴라민, 담배에 포함된 니코틴 등은 모두 알칼로이드에 속한다.

현재 밝혀진 알칼로이드의 종류는 약 3만 종 이상이다. 단, 강한 생물 활성을 가졌다고 해도 사용법에 따라서는 의약품으로 아주 유용한 것들이 많다. 식물에서 추출한 의약품은 거의 대부분 알칼로이드다.

예를 들어, 양귀비에서 추출한 아편은 벤질이소키놀린 알칼로이드로 진통, 진해제로 이용되고 있다. 또한 키나나무에서 추출한 키니네(키놀린 알칼로이드)는 말라리아의 특효약으로 알려져 있으며, 코카 잎에서 추출한 트로판 알칼로이드는 염산코카인으로 국소마취제로 사용되고 있다. 앞으로도 알칼로이드는 의약품의 원료로 계속 이용될 것이다.

1-10

독의 과학

식중독,
세균의 독성에 대한 경고

일상생활에서 가장 흔하게 접하는 독물 중독에 의한 피해는 아마 식중독일 것이다. 식중독 환자 수는 과거 약 50년간 해마다 2만~4만 명 정도 발생하고 있다. 전염병 환자 수가 급속히 줄어들고 있는 데 비해 식중독 환자 수는 전혀 줄어들 기미를 보이지 않고 있다.

식중독은 주로 살모넬라균과 장염비브리오와 같은 세균에 의해 발생한다. 최근 들어 완전 조리된 음식의 보급, 수입 식품의 증가, 외식 증

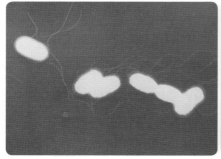
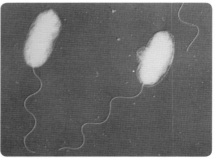

살모넬라균   장염비브리오균

가 등으로 이런 세균들이 번식해 몸 안으로 들어올 기회는 오히려 늘고 있다. 식재료의 유통이 세계화됨에 따라 식중독에 걸릴 확률이 오히려 높아진 것이다.

식중독을 일으키는 세균에는 살모넬라균, 장염비브리오 외에 포도상구균*, 보툴리누스균, 웰치균 등이 있다. 그 밖에 식중독을 일으키는 원인으로는 복어나 투구꽃, 독버섯 등의 동물성·식물성의 자연 독과 화학물질에 의한 독이 있다. 단, 식중독의 70% 이상은 세균 때문에 발생한다.

세균이 원인이 되어 발생하는 식중독은 '감염형'과 '독소형'으로 나눌 수 있다. 감염형은 미생물 자체가 식품과 함께 장 속에 도달한 후 증식해 발생한다. 사람의 위는 강한 산성을 띠므로 세균이 단독으로 들어가면 죽는다. 하지만 음식물과 함께 위 속에 들어가면 산이 중화되기 때문에 세균이 죽지 않고 장까지 도달할 수 있다. 감염형

＊ 포도상구균
화농이나 식중독을 일으키는 대표적인 세균. 쉽게 배양할 수 있으며, 포도송이 모양으로 분열해 증식한다. 포도상구균에 오염된 식품은 가열해도 소용이 없다.

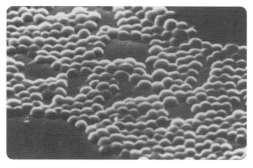
황색포도상구균

식중독을 일으키는 세균으로는 살모넬라균, 장염비브리오 등이 있다.

한편, 독소형 식중독은 식품 내부에서 증식한 세균이 독소를 생성해 이를 식품과 함께 섭취했을 때 발생한다. 독소형 식중독을 일으키는 세균에는 보툴리누스균과 포도상구균이 있다. 독소형 식중독은 대개 잠복기간이 짧고, 식후 12시간 이내에 발병하는 경우가 많으며, 구토와 설사, 발열 증상 등이 나타난다.

그러나 감염형·독소형과 같은 분류는 그저 편의상의 분류에 불과하다. 같은 감염형이라고 해도 증식한 균 자체가 장내 세포를 자극해 중독을 일으키는 경우가 있는가 하면, 장 속에서 균이 독소를 생성해 발병하는 경우도 있다. 후자는 얼핏 보면 독소형처럼 보이지만, 살아 있는 세균이 장 내에서 증식해 중독을 일으킨다는 점에서 감염형으로 분류된다.

1-11

독의 과학

콜레라균보다
무서운
O-157의 독성

세균의 독소는 크게 외독소(外毒素, exotoxin)와 내독소(內毒素, endotoxin)로 나눌 수 있다. 외독소는 세균이 균체 밖으로 분비하는 단백질 독소다. 한편, 내독소는 LPS(리포다당)라고도 하며, 다당과 지질의 복합체로 세균의 세포벽을 구성한다. 즉 균체 일부가 독으로 되어 있다는 말이다.

외독소를 생성하는 균에는 보툴리누스균, 콜레라균, 파상풍균,

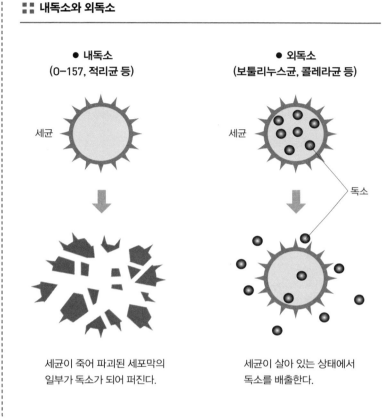

:: 내독소와 외독소

● 내독소
(0-157, 적리균 등)

● 외독소
(보툴리누스균, 콜레라균 등)

세균

세균

독소

세균이 죽어 파괴된 세포막의
일부가 독소가 되어 퍼진다.

세균이 살아 있는 상태에서
독소를 배출한다.

황색포도상구균 등이 있다. 외독소의 독성으로는 혈액을 녹이는 용혈
독(溶血毒), 신경세포를 공격하는 신경 독, 혈관을 공격하는 출혈 독(出
血毒) 등이 있으며, 열과 항생물질에 강한 것이 많다. 따라서 식품을 가
열했다고 해도 균이 배출한 독소는 분해되지 않으므로 식중독을 일으
키는 경우가 있다. 외독소의 치료에는 독소를 생산하는 균을 없애는

항생물질, 독소를 중화해 무독화시키는 항독소혈청(抗毒素血淸) 등이 사용된다.

내독소는 균체가 살아 있는 동안에는 독소를 내보내지 않는다. 항생물질이나 화학요법제의 투여로 균체가 죽어 세포벽이 파괴될 때, 비로소 외부에 독소를 내보낸다. 내독소에는 적리균(이질균)이나 O−157균이 만들어내는 베로 독소(verotoxin)*가 있다.

내독소를 가진 균에 항생물질을 사용할 때는 각별한 주의가 필요하다. 증상이 꽤 진전된 후 항생물질을 사용하면, 대량의 균들이 일제히 죽게 된다. 그렇게 되면 이들 균의 내독소가 일시에 배출되므로, 독소가 온몸에 퍼져 혈압 저하와 같은 쇼크 증상을 일으켜 사망할 수도 있다. 내독소를 가진 세균성 설사 증상을 보일 때, 설사를 멎게 하기 위해 지사제를 사용하면, 내독소가 장 속에 머물러 오히려 증상이 악화될 수도 있다.

단백질로 이루어진 외독소는 '항원항체 반응**'이 잘 일어나는 데 비해, 리포다당류로 이루어진 내독소는 좀처럼 항원이 되지 않기 때문에 항독소도 만들 수 없다.

* 베로 독소

동물 배양세포의 일종이다. 원숭이의 신장 상피에 있는 베로 세포에 극미량으로 비가역적인 독성 작용을 일으켜 이 같은 이름이 붙었다. 적리균이나 병원성 대장균이 생성하는 독소로 단백질 합성을 방해하며, 감염 시에는 출혈성 설사를 일으킨다.

** 항원항체 반응

체내 방위기구인 면역 시스템의 주요 반응이다. 림프구 중 하나인 B세포가 세균 등의 항원에 반응해 그 항원에 특이적으로 결합하는 항체를 분비하고, 항체와 결합한 세균을 무력화시킨다. 항원과 항체는 흔히 열쇠와 자물쇠의 관계로 비유된다.

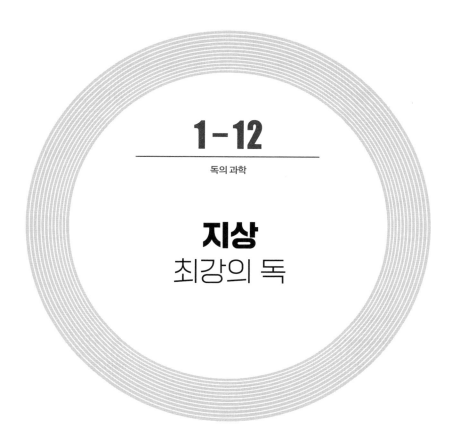

1-12

독의 과학

지상
최강의 독

세상에서 가장 강한 동물을 꼽으라면 단연 백수의 왕 사자를 꼽는 이가 많을 것이다. 그러나 개중에는 호랑이가 더 강하다고 말하는 이도 있을 것이고 코끼리가 더 세다고 주장하는 이도 있을 것이다. 그렇다면 직접 겨뤄 보게 하면 금방 알 수 있지 않을까. 하지만 그럴 수는 없다. 사자는 집단행동을 하는 동물인 데 반해 호랑이는 단독으로 움직인다. 살고 있는 환경도 사바나와 숲으로 다르기 때문에, 동일한 조건하에서 서로 겨뤄 보게 하기는 어렵다.

독도 마찬가지다. 독성의 강도는 반수치사량(LD50)으로 나타낼 수 있지만, 투여법의 차이나 투여하는 대상 동물에 따라 독이 작용하는 발현 메커니즘이 다르므로 비교하기가 어렵다. 또한 반수치사량을 기준으로 한 비교는 급성독성에는 적합하지만, 만성독성(발암성이나 최기형성

:: 독성의 강도

독 이름	독의 유래	LD50 (mg/kg)
보툴리누스톡신	보툴리누스균	0.0005
테타누스톡신	파상풍균	0.0005
베로 독소	적리균, O-157	0.001
마이토톡신	미생물	0.00017
바트라코톡신	독화살개구리	0.002
팔리톡신	미생물(새우 독)	0.00025
삭시톡신	미생물(조개독)	0.003
테트로도톡신	미생물(복어 독)	0.01
리신	아주까리	0.03
아코니틴	투구꽃	0.3
아플라톡신	곰팡이균	0.3
니코틴	담배	7
VX가스	독가스	0.02
사린	화학합성	0.35
아비산	광물 독	2
청산가리	화학합성	10
다이옥신	화학합성	0.0006~0.002

등)에는 적합하지 않다. 다만, 생물이 만들어 낸 독이 화학물질이나 인공적으로 만든 독보다 대체로 독성이 강하다.

생물이 만들어낸 독 중 최강으로 꼽히는 것은 보툴리누스 독소와 파상풍 독소(LD50＝0.0005mg/kg)다. 그리고 적리균이나 O－157 독소인 베로 독소(LD50＝0.001mg/kg)가 그 뒤를 잇는다.

해양생물이 만들어낸 독 중 최강의 독은 마이토톡신(LD50＝0.00017mg/kg)이다. 같은 해양생물 독인 팔리톡신(LD50＝0.00025mg/kg)도 맹독에 속한다. 남미 콜롬비아에 서식하는 독화살개구리의 독인 바트라코톡신(LD50＝0.002mg/kg) 역시 아주 적은 양으로도 사람의 목숨을 빼앗을 수 있는 맹독이다.

또한 마비성 패독(조개독)인 삭시톡신(LD50＝0.003mg/kg), 복어 독인 테트로도톡신(LD50＝0.01mg/kg), 아주까리의 단백질성 리신(LD50＝0.03mg/kg) 등이 뒤를 잇는다. 투구꽃의 알칼로이드인 아코니틴(LD50＝0.3mg/kg) 역시 맹독이다.

인공적으로 합성된 독으로는 VX가스(LD50＝0.02mg/kg)[*]가 독성이 가장 강하다. 사린(LD50＝0.35mg/kg)의 독성은 VX가스보다는 약하다. 곰팡이 독인 아플라톡신(LD50＝0.3mg/kg)의 독성도 사린에 맞먹는다. 범죄에 주로 이용되는 맹독은 아비산(LD50＝2mg/kg)과 청산가리(LD50＝10mg/kg)지만, 지구상에서 가장 강력한 독성을 자랑하는 보툴리누스균 독소에 비하면 지극히 약하다는

＊VX가스
맹독을 지닌 신경가스의 일종. 사린과 마찬가지로 효소인 콜린에스테라아제의 작용을 방해해 신경에 장애를 일으킨다. 무미무취한 호박색의 액체로 안개처럼 분사해 독가스로 사용한다.

사실을 알 수 있다. 담배의 성분 중 하나인 니코틴($LD50 = 7mg/kg$)의 독성조차도 청산가리에 맞먹을 정도다.

앞에서 말했듯이, 이와 같은 비교를 할 때 주의해야 할 점은 '반수치사량이 낮다 = 사람에게 위협적이다'라고는 할 수 없다는 것이다. 예를 들어, 환경 오염물질로 악명 높은 다이옥신(dioxin)*의 반수치사량은 모르모트의 경우 0.0006~0.002mg/kg이다. 이 수치만 본다면, 다이옥신은 VX가스나 사린과 맞먹을 정도의 독성을 가진 맹독이다.

하지만 다이옥신의 95%는 음식물을 통해 몸속으로 들어간다는 점을 감안한다면, 300,000일(820년)분의 식사를 한꺼번에 먹지 않는 한 다이옥신의 급성 독성으로 죽는 일은 없다는 계산도 있다(《다이옥신·신화의 종언》, 와타나베 다다시·하야시 도시로 저).

한편, 알코올의 반수치사량은 8,000mg/kg인데, 이는 체중이 60kg인 사람이 맥주를 큰 병으로 7병, 또는 위스키를 한 병 마시면 훌쩍 넘는 수치다. 개인차야 있겠지만, 이만큼의 알코올을 단숨에 마시면 급성 알코올 중독으로 사망할 위험성이 있다. 애주가에게는 알코올이야말로 세상에서 가장 무서운 독이라고 할 수 있다.

＊ 다이옥신
일반적으로 폴리염화디벤조-파라-디옥신과 폴리염화디벤조퓨란을 일괄적으로 총칭하여 다이옥신류라고 한다. 종류가 매우 다양하며, 이 중 독성을 가진 것은 29종이 있다. 과거에 쓰레기 소각로에서 발생한 다이옥신이 큰 사회문제가 된 적이 있다.

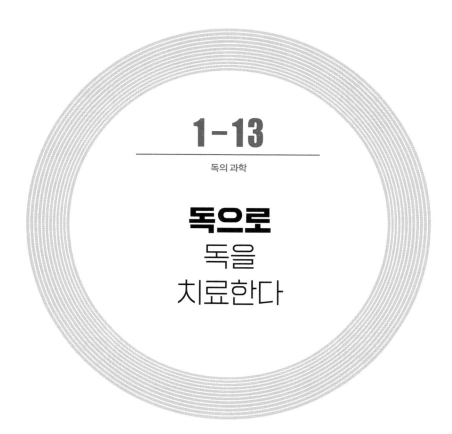

1-13

독의 과학

독으로
독을
치료한다

해독제란 말 그대로 독의 효과를 없애는 작용을 하는 약을 가리킨다. 그러나 모든 독을 다 해독할 수 있는 만능 해독제란 존재하지 않는다. 해독제가 효과를 나타낼 때는 독물이 특정돼 있는 경우뿐으로, 독의 성질을 토대로 삼아 독의 효과를 잃게 하는 다른 물질을 몸속에 넣는 것이다.

예를 들어, 청산 중독인 경우 몸속에 들어간 청산은 혈액 속의 치토

크롬옥시다아제(cyto chrome oxidase)[*]라는 효소와
결합한다. 이 효소는 세포가 호흡할 때 촉매 역할
을 하는데, 청산과 결합하면 세포 호흡이 방해를
받아 산소 부족으로 죽게 된다.

그렇다면 청산이 작용하는 것을 막으려면 어떻게
해야 할까? 답은 청산과 반응하기 쉬운 물질을 몸속에 넣어 청산이 치
토크롬옥시다아제와 결합하지 않도록 하는 것이다. 이때 사용하는 물
질이 아초산나트륨이나 티오황산나트륨이다. 아초산나트륨이 혈액 속
으로 들어가면 메트헤모글로빈을 만들고, 청산은 이 메트헤로글로빈과
결합한다. 그리고 티오황산나트륨은 청산을 티오시안산이라는 해가 없
는 물질로 바꿔준다.

또한 마귀광대버섯이나 독깔때기버섯과 같은 독버섯을 먹었을 경우
에는 혈압이 급격하게 떨어지고 땀과 눈물이 계속 분비되는 증상이 나
타난다. 이는 버섯에 함유된 무스카린(muscarine)이 부교감신경을 흥분
시키기 때문이다. 이 경우 해독제는 부교감신경을 억제하는 효과가 있
는 아트로핀이다. 아트로핀은 흰독말풀에 들어 있는 성분으로, 강한
독성을 갖고 있다. 그러나 이처럼 서로 반대 작용을 하는 독을 섞으면
독이 상쇄되는 효과가 있다. 이것이 바로 해독제로, 독으로써 독을 치
료하는 원리다.

참고로, 근대화학이 발달하기 전에도 해독제는 존재했다. 세계 최초
로 해독제를 만든 이는 기원전 1세기 폰토스(Pontos)[*]의 미트리다테스

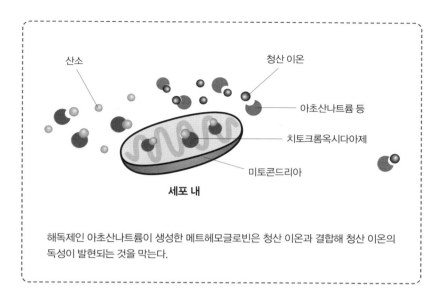

| 산소 | 청산 이온 |

아초산나트륨 등

치토크롬옥시다아제

미토콘드리아

세포 내

해독제인 아초산나트륨이 생성한 메트헤모글로빈은 청산 이온과 결합해 청산 이온의 독성이 발현되는 것을 막는다.

왕이라고 한다. 독살 위험이 팽배했던 당시 궁정에서, 미트리다테스는 죄인들을 실험 대상으로 삼아 해독제 연구에 몰두했다고 한다.

＊**폰토스**
소아시아 북동부에 있는 흑해의 남안(南岸) 지역 가운데 하리스 강의 동쪽 지역을 가리킨다.

　그 후 로마 시대에는 네로 황제의 시의(侍醫)였던 디오스코리데스가 '테리아카(theriaca)'라는 만능 해독제를 발명했는데, 이 약에는 독사 고기가 섞여 있었다고 한다. 이 무렵부터 독으로써 독을 다스린다는 생각을 했었다는 사실을 엿볼 수 있지만, 테리아카의 실질적인 효과는 정확하게 알 수 없다.

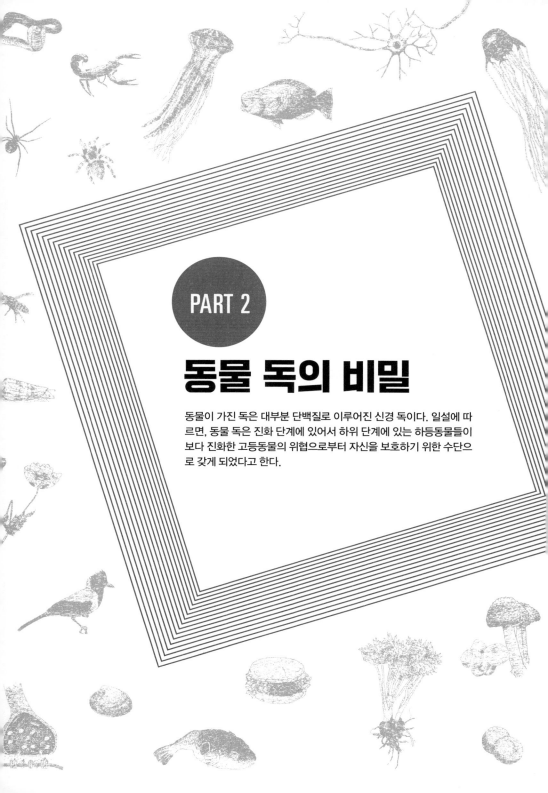

PART 2

동물 독의 비밀

동물이 가진 독은 대부분 단백질로 이루어진 신경 독이다. 일설에 따르면, 동물 독은 진화 단계에 있어서 하위 단계에 있는 하등동물들이 보다 진화한 고등동물의 위협으로부터 자신을 보호하기 위한 수단으로 갖게 되었다고 한다.

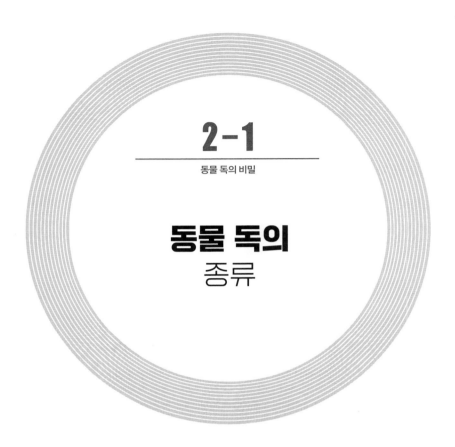

동물 독의
종류

  동물이 가진 독은 대부분 단백질로 이루어진 신경 독이다. 신경 독은 상대방의 움직임을 한순간에 마비시키는 위력을 갖고 있다. 적의 근육을 마비시켜 공격하지 못하게 만든 후 자신은 도망가거나, 반대로 사냥감을 포획하기 위해 사용하는 경우도 있다.

  그러나 모든 동물이 다 독을 갖고 있는 것은 아니다. 포유류나 조류와 같은 고등 온혈동물은 대부분 독이 없는 반면, 파충류나 양서류, 어

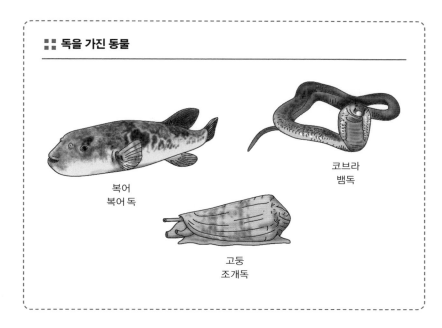

복어
복어 독

코브라
뱀독

고둥
조개독

패류, 강장동물, 곤충 등에는 독이 있다. 일설에 따르면, 독이란 진화 단계에 있어서 하위 단계에 있는 하등동물이 보다 진화한 고등동물의 위협으로부터 자신을 보호하기 위한 수단으로 갖게 되었다고 한다.

독을 지닌 동물도 그 종류에 따라 독의 성질이 제각기 다르다. 복어 독이나 조개독처럼 스스로 독을 만들지는 못하지만, 해조류와 같은 먹이를 통해 몸속에 독을 축적하는 동물들이 있는가 하면, 고둥처럼 스스로 독을 만들어 내는 동물도 있다. 뱀독은 크게 신경 독과 출혈 독* 으로 나눌 수 있는데, 어느 쪽의 독을 더 많이 가졌는지는 뱀의 종류에 따라 다르다.

동물 독 가운데는 단세포인 미생물이 만들어내

＊출혈 독
혈관이나 혈액에 작용해 조직을 파괴시키는 독.

는 독도 있다. 세균이 외부에 배출하는 독소에는 단백질 독소(외독소)와, 세균의 세포막을 구성하는 다당과 지질의 복합체인 내독소 두 가지가 있다. 이와 같은 세균들 중에는 탄저균처럼 생물병기로 이용되는 것도 있다.

미생물이 다른 미생물의 증식을 억제하거나 죽이기 위해서 생산하는 화합물에는 '항생물질'이 있다. 항생물질은 특정 세균에 대해서는 강한 독성을 발휘하지만, 숙주인 사람에게는 영향을 미치지 못한다. 이는 세균의 세포와 사람의 세포 구조가 다르기 때문이며, 이 같은 성질(선택독성)을 이용해 항생물질을 감염증의 특효약으로 이용하고 있다. 대표적인 항생물질로는 곰팡이 독인 페니실린, 토양세균(土壤細菌)의 독인 스트렙토마이신(streptomycin)* 등이 있다.

＊ 스트렙토마이신
대표적인 항생물질 중 하나로 결핵균 전염병인 결핵 특효약으로 등장했다.

2-2

동물 독의 비밀

복어는
왜 자기 독에
중독되지 않을까?

'복어는 먹고 싶지만 목숨이 아깝다'는 말이 있다. 이처럼 복어는 그 맛은 일품이지만 맹독을 가진 것으로 유명하다.

복어의 독은 난소, 간, 장에 들어 있다. 그 주성분인 테트로도톡신 (tetrodotoxin)은 신경세포의 나트륨 통로를 차단해 신호가 전달되지 못하도록 방해하는 역할을 한다. 이로 인해 신경에서 근육으로 명령이 전달되지 않아 근육이 마비된다. 테트로도톡신의 중독 증상으로는 입술

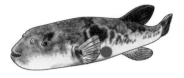

▞▞ 복어 독과 녹농균

복어의 내장은 먹으면 안 돼!!

복어 독인 테트로도톡신은 복어의 난소, 간, 장에 들어 있다. 테트로도톡신은 복어가 만들어내는 독이 아니라 복어의 몸속에 있는 녹농균이 만드는 독이다.

과 혀가 저리고, 손발이나 손가락, 발가락이 마비되며, 심하면 호흡곤란에 빠져 죽는 경우도 있다.

테트로도톡신의 독성은 청산가리의 1,000배에 이른다. 테트로도톡신에 의한 사람의 반수치사량은 약 0.01mg이다. 자지복의 경우 난소 하나로 12명이나 되는 사람의 목숨을 빼앗을 수 있다는 계산이 나온다. 단, 복어의 독성 강도와 양은 복어의 종류나 부위, 계절에 따라 다르기 때문에 복어를 먹었다고 해서 반드시 중독된다고 할 수는 없다. 때문에 처음에는 복어를 먹어도 멀쩡했던 사람이 다시 먹었을 때 중독되는 사고가 예로부터 빈번히 발생했다. 이와 같은 복어의 특성으로 인해 일본에서는 복어를 '총'(일본어로 총에 '맞다'와 식중독에 '걸리다'는 동사가 'あたる'로 같기 때문에 나온 말로, 복어 독에 걸리면 총에 맞는 것과 같이 죽는다는 뜻)이라고 불렀다.

● 테트로도톡신과 시냅스

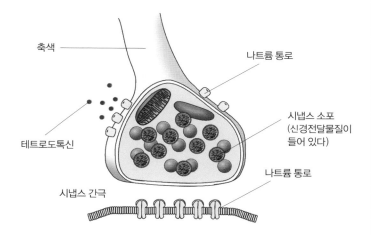

축색

나트륨 통로

시냅스 소포
(신경전달물질이
들어 있다)

테트로도톡신

나트륨 통로

시냅스 간극

테트로도톡신은 신경섬유(축색)에 있는 나트륨 통로에 결합해 통로를 차단함으로써
나트륨 이온이 들어오지 못하게 막는다. 이 때문에 전기신호인 활동전위가 전달되지
않아 말단에 있는 시냅스에서 신경전달물질을 방출하지 못하게 된다. 그 결과, 신경
과 근육으로 신호가 전달되지 않아 마비 증상이 나타난다.

그런데 복어는 어째서 자신의 독에 중독되지 않는 걸까? 그 이유는
복어의 나트륨 통로가 다른 동물과 달라서 테트로도톡신이 결합하기
힘들기 때문이다. 복어의 신경 구조상, 테트로도톡신으로 인해 나트륨
통로가 차단되는 일은 없다.

오랫동안 복어의 독은 복어의 몸 자체 내에서 생성되는 것으로 알려
져 있었다. 그런데 양식 복어에는 독이 없다는 점이 밝혀지면서, 테트

로도톡신은 복어의 몸에서 만들어지는 독이 아니라는 사실을 알게 되었다.

연구 결과, 테트로도톡신을 생성하는 것은 복어의 몸속에 있는 녹농균이라고 하는 세균이라는 사실이 밝혀졌다. 녹농균은 주로 해조류나 플랑크톤에 붙어사는데, 이를 게나 편형동물이 먹으면 이들 몸에 녹농균*이 기생하게 된다. 복어의 먹이인 게나 편형동물을 다시 복어가 잡아먹으면 복어의 난소와 간에 테트로도톡신이 쌓이는 것이다. 이와 같은 먹이사슬을 통해 복어가 고농도의 녹농균을 갖게 되었다고 추정하고 있다.

최근 연구에 따르면 테트로도톡신은 암컷 복어가 수컷을 유인할 때 페로몬으로 사용한다는 사실도 밝혀졌다. 복어는 테트로도톡신이 들어 있는 먹이를 없는 먹이보다 더 좋아하며, 또 암컷 복어의 난소에 들어 있는 테트로도톡신은 산란 날짜가 다가오면 그 양이 더욱 늘어난다. 복어 독은 외부의 적으로부터 몸을 보호하는 수단인 동시에 페로몬의 역할도 하여 종족 보존에 공헌하고 있는 것이다.

또한 최근 동남아시아에서는 테트로도톡신과 함께 마비성 조개독인 삭시톡신(saxitoxin)**을 가진 복어가 발견되었다. 삭시톡신 역시 테트로도톡신과 마찬가지로 나트륨 통로에 결합해 운동신경을 마비시키고 호흡곤란 등의 증상을 일으킨다.

＊ 녹농균

녹농균은 자연계에 많이 존재하는 세균으로, 인간의 장속에도 기생한다. 병원성이 그다지 강하지 않아 감염되어도 숙주가 건강하면 아무런 증상도 나타나지 않는다. 주로 물이 있는 장소(목욕탕, 부엌, 화장실)를 좋아하며, 수중이나 바닷속에서도 증식한다.

＊＊ 삭시톡신

주요 조개독 중 하나. 신경세포의 나트륨 통로에 결합하면 통로가 차단되어 신호 전달을 방해한다. 70쪽 참조.

2-3

동물 독의 비밀

조개독은
어떻게
만들어질까?

조개로 인한 식중독 증상은 매우 심각하다. 굴이나 모시조개를 먹고 심한 복통과 설사를 경험한 사람도 있을 것이다.

그런데 조개는 어째서 이런 독을 갖게 된 걸까? 사실 복어와 마찬가지로 조개 역시 스스로 독을 만들지는 못한다. 조개 중 주로 모시조개나 굴, 가리비 같은 두껍질조개(이매패(二枚貝)강의 동물을 통틀어 이르는 말)는 바닷속 식물인 플랑크톤을 먹이로 삼는다. 플랑크톤 중에는 패독(貝毒)의 원인이 되는 플랑크톤이 있다. 바로 이 패독 플랑크톤을 먹으면 조개 몸속에 독소가 쌓이게 되는 것이다. 하지만 조개는 자기 몸속에 아무리 독이 쌓여도 죽지 않으므로 이런 독이 있는 조개를 우연히 사람이 먹게 되면 중독 증상을 일으키는 것이다.

조개독은 크게 마비성 패독(貝毒)과 설사성 패독으로 나눌 수 있다. 마비성 패독은 복어 독과 마찬가지로 운동신경을 마비시킨다. 입과 혀, 안면이 마비되고, 나아가 마비 증상이 손발에까지 퍼져 심하면 운동장애, 언어장애가 나타난다. 호흡곤란으로 사망하는 경우도 있다. 한편, 설사성 패독은 이름 그대로 심한 설사 증상이 나타난다.

조개가 마비성 패독을 갖게 될지, 설사성 패독을 갖게 될지는 그 조개가 먹은 플랑크톤의 종류에 따라 정해진다. 마비성 패독은 해조류의 일종인 알렉산드리움속(屬)의 와편모조류 플랑크톤 때문에 발생하는데, 이 플랑크톤은 고니오톡신(gonyautoxin)이나 삭시톡신과 같은 수용성 신경 독을 만든다. 복어 독인 테트로도톡신과 마찬가지로 이 독은 신경세포의 나트륨 통로를 차단하기 때문에 나트륨 이온이 세포 속으로 들어갈 수 없게 된다. 이로 인해 신호(활동전위)가 끊기고 시냅스에서 신경전달물질인 아세틸콜린이 분비되지 않아, 신경 회로의 신호가 원활하게 전달되지 않으므로 앞에서 말한 장애가 일어난다.

설사성 패독은 쌍편모조류에 속하는 플랑크톤이 만든 오카다산(酸)*과 디노피시스톡신

＊ 오카다산
조개류에 있는 유독 성분 중 하나. 검정해변해면의 학명인 'Halichondria okadai'로부터 오카다산이라는 이름이 붙었다. 오카다산은 원래 플랑크톤이 만들지만, 이것을 해면이 섭취하면 몸속에 축적된다.

● 마비성 패독

삭시톡신은 복어 독과 마찬가지로 신경을 마비시킨다. 굴이나 우렁쉥이 등에 독성분이 쌓인다.

● 설사성 패독

가리비나 모시조개와 같은 두껍질조개에 독성분이 쌓인다.

가리비

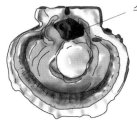

소화기관

가리비의 소화기관에 패독이 축적된다.

대합

모시조개나 대합, 굴, 가리비처럼 두껍질 조개는 바닷속 식물 플랑크톤을 먹이로 삼기 때문에 독을 가진 플랑크톤을 먹어 독화되는 경우가 있다.

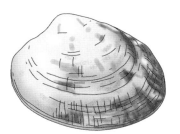

(dinophysistoxin)으로 인해 나타난다. 이 독들은 지용성으로 소화기관에 해를 입히고 설사, 구토, 구역질, 복통과 같은 증상을 일으킨다. 설사성 패독은 중증이라도 3일 정도면 회복되지만, 마비성 패독의 경우는 증상이 심각하면 12시간 이내에 호흡곤란으로 사망하기도 한다.

▊▊ 패독의 작용

● 신경 독 삭시톡신의 작용

신경 세포막의 나트륨 통로에 삭시톡신이 결합하면 나트륨 이온이 유입되지 못하므로
신경섬유의 신호 전달을 방해한다.

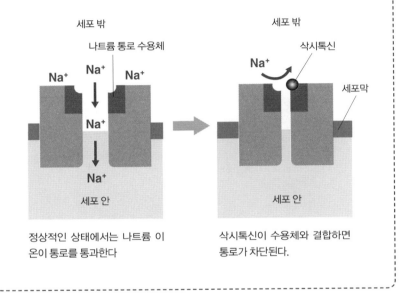

정상적인 상태에서는 나트륨 이
온이 통로를 통과한다

삭시톡신이 수용체와 결합하면
통로가 차단된다.

　패독의 원인 생물인 플랑크톤이 언제나 발생하는 것은 아니다. 정부
기관에서도 정기적으로 발생 상황을 엄격하게 검사하고 있다. 따라서
독화(毒化)된 조개가 시중에 판매되는 경우는 거의 없다. 단, 간석지에
서 조개를 캐거나 자신이 잡은 조개를 먹을 때는 주의해야 한다. 또한
조개류뿐 아니라 우렁쉥이, 거북손, 따개비 등도 식물 플랑크톤을 먹이
로 삼고 있기 때문에 독화될 가능성이 있으므로 주의할 필요가 있다.

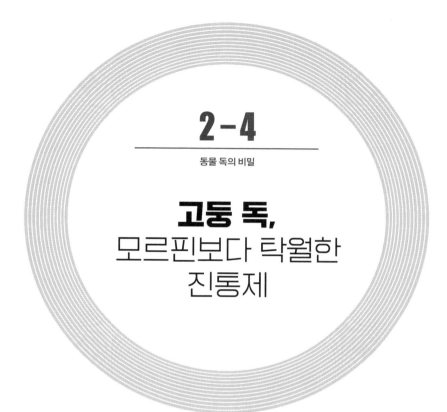

2-4

동물 독의 비밀

고둥 독,
모르핀보다 탁월한
진통제

고둥의 독은 같은 조개독이라도 두껍질조개의 독과는 완전히 다르다. 두껍질조개의 독은 조개 자체 내에서 생성되는 것이 아니라 플랑크톤 때문에 만들어지지만, 고둥은 스스로 독을 만든다.

고둥의 껍데기는 그 형태와 문양이 독특하고 아름다워, 전 세계적으로 고둥의 껍데기만 모으는 수집가가 있을 정도다. 어떤 것은 투기 대상이 되어 아주 비싼 가격에 거래되고 있다.

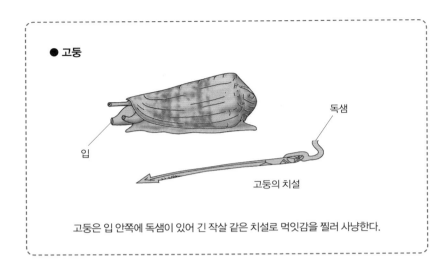

● 고둥

독샘

입

고둥의 치설

고둥은 입 안쪽에 독샘이 있어 긴 작살 같은 치설로 먹잇감을 찔러 사냥한다.

하지만 수중 다이버들 사이에서 고둥은 아름답지만 매우 위험한 생물이다. 그도 그럴 것이 고둥 독은 조개독 중에서도 최강의 독성을 자랑하기 때문이다. 고둥에는 긴 작살과 같은 치설(齒舌)[*]이라는 기관이 있다. 육식동물인 고둥은 자고 있는 물고기를 치설로 찔러 독을 주입한 후 마비시켜 그대로 삼킨다.

고둥의 독은 여러 가지 독으로 이루어진 코노톡신(conotoxin)이라고 하는 신경 독의 일종이다. 이 독은 신경세포의 이온 통로를 차단하기 때문에 감각을 마비시키거나 경련을 일으켜 몸을 움직일 수 없게 만든다. 인공호흡, 심폐소생술과 같은 적절한 조치를 취하지 않으면 호흡곤란으로 생명을 잃을 수도 있다.

＊치설
부족류 이외의 연체동물의 입
속에 있는 줄 모양의 혀.

그런데 최근 고둥의 독인 코노톡신이 지코노타이드(ziconotide)라는 이름의 진통제로 의약품 허가를 받았다. 코노톡신은 통증을 느끼는 통각(痛覺)신경을 마비시켜 모르핀보다 탁월한 진통효과를 얻을 수 있다. 쥐를 이용한 실험에서 코노톡신은 모르핀보다 진통 효과가 1만 배나 높은 것으로 밝혀져, 이미 미국에서는 진행성 암이나 헤르페스(herpes, 집합성의 작은 수포를 특징으로 하는 급성 염증성 피부질환)의 통증을 누그러뜨리는 데 코노톡신을 이용하고 있다. 코노톡신의 가장 큰 장점은 어떤 약으로도 다스릴 수 없었던 환상지증후군(幻像肢症候群, 수술이나 사고로 갑자기 손발이 절단되었을 경우, 없어진 손발이 마치 존재하는 것처럼 생생하게 느껴지는 일)이나 신경성 통증에 효과적이며, 중독성이 없어 내성이 잘 생기지 않는다는 것이다.

고둥의 아종은 500종이 넘으며, 한 종이 약 200가지의 독을 만들어낸다. 이와 같은 사실로 미루어볼 때, 앞으로도 고둥 독의 의학적 가능성은 무궁무진할 듯하다.

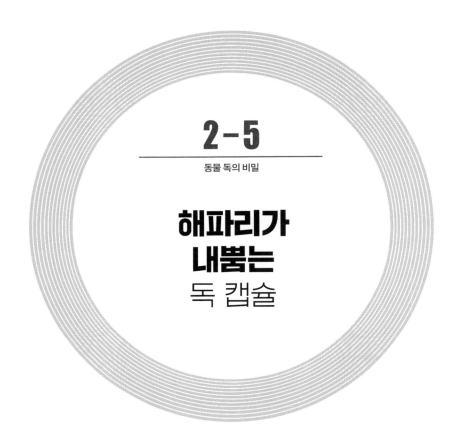

2-5

동물 독의 비밀

해파리가
내뿜는
독 캡슐

해수욕을 하다가 혹 해파리에 쏘인 경험이 있는가? 헤엄치다가 팔이
나 다리가 따끔거린다고 생각한 순간, 갑자기 순식간에 부어오르는 낭
패를 당한 적이 한 번쯤 있을 것이다.

해파리의 촉수에는 자포(刺胞)*라고 하는 독 캡
슐이 있는데, 촉수에 무언가가 닿으면 반사적으로
자포에서 침(針)이 나와 독을 주입한다. 해파리는

＊ 자포

해파리가 갖고 있는 독이 있는
기관. 스프링 장치처럼 되어 있
어 닿으면 작은 가시(독침)가 튀
어나온다. 우산 부분에서 늘어
진 실 같은 촉수에 자포가 무수
하게 달려 있다.

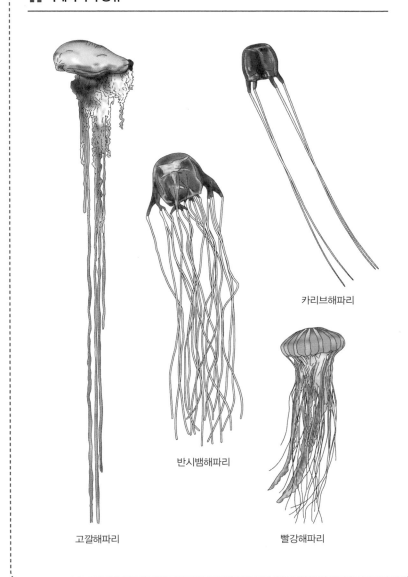

카리브해파리

반시뱀해파리

고깔해파리

빨강해파리

이런 방법을 사용해 먹잇감인 플랑크톤이나 작은 물고기들을 마비시키는데, 사람의 몸에 닿아도 똑같은 방법으로 독침을 쏜다.

그러나 모든 해파리들이 다 독을 갖고 있는 것은 아니며, 독의 강도 역시 해파리의 종류에 따라 제각기 다르다. 특히 사람들이 두려워하는 해파리는 전기해파리라고도 부르는 고깔해파리의 독이다. 쏘인 순간에 마치 전기에 감전된 듯한 충격을 느끼기 때문에 전기해파리라는 별명이 붙었다. 그 밖에도 반시뱀해파리, 카리브해파리, 빨강해파리 등 강한 독을 가진 해파리들이 있다.

해파리 독은 단백질이 주성분이며, 피부를 파괴시키거나 중추신경을 마비시킨다. 쏘인 부위가 붓고, 두통과 구역질이 나며, 때때로 쇼크 증상을 일으켜 호흡곤란에 빠지는 경우도 있다.

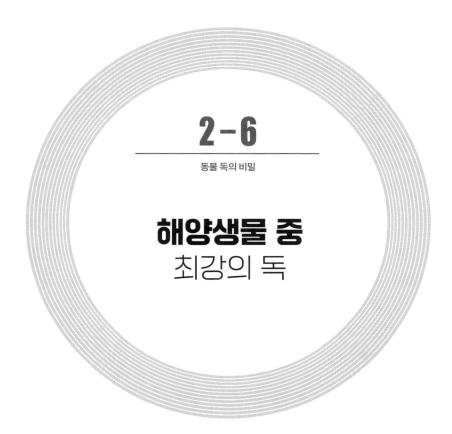

2-6

동물 독의 비밀

해양생물 중
최강의 독

돌돔은 맛있기로 소문난 고급 생선이다. 초밥으로 만들거나 구이를
하거나 조림을 해도 그 맛이 일품이라, 해산물을 좋아하는 사람에게는
그 무엇과도 비길 수 없는 생선이다.

그런데 1999년 일본 지바(千葉)의 한 음식점에서
돌돔* 구이를 먹었던 손님들이 설사와 구토, 마비
와 발진과 같은 식중독 증상을 일으킨 적이 있었

＊ 돌돔
농어목 돌돔과의 바닷물고기.
근연종(近緣種)인 돌돔과 달리
크고 작은 흑색 반점이 있으며
줄무늬가 없다.

다. 이와 같은 중독 증상은 돌돔에 들어 있던 시가테라(ciguatera) 독소 때문에 일어난 것이다. 식중독을 일으킨 손님들은 돌돔 중독을 예상치 못한 것은 음식점 잘못이라며 재판을 청구했고, 음식점의 책임이 인정된다는 판결이 나왔다.

예전부터 열대·아열대 지방의 산호초에 서식하는 물고기 중에는 '시가테라' 식중독을 일으키는 독을 갖고 있는 물고기들이 있었다. 그러나 일본 지바에서 잡은 생선에서 이 독이 발견된 경우는 아주 드물었다. 식중독 사건 이후 돌돔을 취급하는 음식점들이 대폭적으로 줄었다.

전 세계에서 시가테라 중독을 일으키는 생선은 300종 이상이며, 주로 꼬치고기, 장미퉁돔, 큰입우럭, 곰치, 줄전갱이 등이다. 지금도 전 세계에서 연간 수만 명이 시가테라 중독에 걸린다. 원래 '시가테라'는 카리브 해에 서식하는 시가라 부르는 권패(卷貝)* 때문에 발생하는 식중독을 가리켰지만, 나중에는 열대·아열대 해역의 산호초에 서식하는 물고기 때문에 발생하는 식중독 전체를 일컫게 되었다. 시가테라를 일으키는 독소에는 시가톡신이나 마이토톡신(maitotoxin)이 있다. 이들 독소는 복어 독인 테트로도톡신과 마찬가지로 물고기 스스로가 생성하는 독이 아니라, 원래는 와편모조(渦鞭毛藻)라는 플랑크톤이 만드는 독소다. 이것이 먹이사슬에 의해 돌돔이나 장미퉁돔 등의 몸속에 축적돼 물고기의 독화(毒化) 현상이 발생한 것이다.

＊ 권패
소라나 우렁이와 같이 껍데기가 하나로 둘둘 말린 고둥류를 통틀어 이르는 말.

78

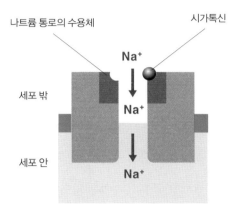

나트륨 통로의 수용체

시가톡신

Na⁺

세포 밖

Na⁺

세포 안

Na⁺

시가테라 식중독을 일으키는 시가톡신은 복어 독인 테트로도톡신이나 삭시톡신과는 반대로, 나트륨 통로를 계속 열어 두게 해 활동전위가 신경섬유로 전달되는 것을 방해한다. 그 결과, 마비나 어지럼증과 같은 신경 증상이 나타난다.

시가테라 독소를 가진 생선을 먹으면 설사와 복통 외에 마비, 어지럼증과 같은 신경 증상이 나타나며, 특이한 것은 물에 닿았을 때 마치 드라이아이스에 닿은 듯한 냉온 감각의 이상 증상이 나타난다는 점이다. 시가테라 독소는 가열, 냉동, 염장, 초절임이나 위산에 의해서도 분해되지 않으므로, 각별한 주의가 필요하다. 그러나 생선에 함유된 시가테라 독소의 양은 각기 다른 데다, 기본적으로 그다지 많은 양을 함유하고 있지 않기 때문에 시가테라 중독으로 사망한 예는 없다.

복어 독의 테트로도톡신과는 반대로, 시가톡신은 나트륨 통로를 열어 독성을 발휘한다. 독성 또한 테트로도톡신보다 강력하다. 마이토톡신은 시가톡신보다 훨씬 강한 독성을 갖고 있으며, 현재 알려진 해양생물 독 중에서 최강의 독을 자랑한다. 마이토톡신은 세포 내의 칼슘 이온 농도*를 높여 평활근, 골격근, 심근을 수축시킨다. 이 물질은 천연 유기화합물 중에서 최대의 분자량(3422)을 갖고 있어 생화학적으로 주목받고 있다.

시가테라와 다르지만, 수중 다이버들 사이에서 나폴레옹 피시(나폴레옹 모자를 닮았다 하여 붙여진 이름)로 잘 알려진 파랑비늘돔에서도 식중독을 일으키는 독이 발견되었다. 이 독은 팔리톡신(palytoxin)으로, 마이토톡신과 더불어 해양생물이 지닌 독소 중 최강에 속한다. 원래는 하와이 등지에 서식하는 강장동물인 마우이말미잘이 만들어내는 독인데, 이를 파랑비늘돔이 먹어 내장에 축적된 것으로 추정된다.

팔리톡신은 시가톡신과 마찬가지로 나트륨 통로를 개방하며, 근육통, 마비, 근력 저하, 경련과 같은 신경 증상을 일으킨다. 심한 경우에는 호흡곤란, 부정맥, 쇼크, 신장장애를 일으키며, 사망한 예도 보고되고 있다. 파랑비늘돔 외에도 부채게류나 핑크테일트리거 피시에 의한 팔리톡신 중독 사례도 있다.

✽ 칼슘 이온 농도
심장의 근육과 골격근의 수축은 세포 내의 칼슘 이온 농도의 변화에 따라 조절된다. 세포 내의 칼슘 이온 농도가 일시적으로 상승하면, 이것이 방아쇠가 되어 근수축을 일으키는 모터 단백질(motor protein)이 움직인다.

∷ 팔리톡신의 축적 과정

산호가 자라는 열대·아열대 바다에서 서식하는 파랑비늘돔과 핑크테일트리거 피시는 복어 독보다 더 강력한 독성을 자랑하는 팔리톡신을 갖고 있다. 팔리톡신은 시가톡신과 마찬가지로 나트륨 통로를 개방하는 작용을 한다.

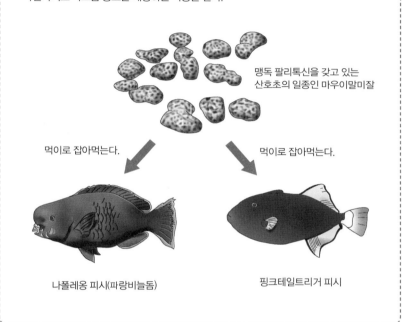

맹독 팔리톡신을 갖고 있는 산호초의 일종인 마우이말미잘

먹이로 잡아먹는다.

먹이로 잡아먹는다.

나폴레옹 피시(파랑비늘돔)

핑크테일트리거 피시

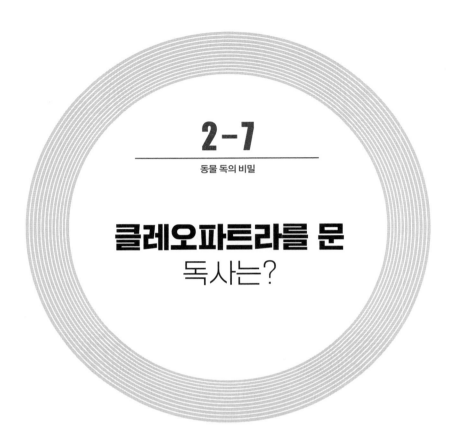

2-7

동물 독의 비밀

클레오파트라를 문
독사는?

그리스의 저술가인 플루타르코스(Plutarchos, 46?~120?)는 이집트의
여왕인 클레오파트라가 코브라에 가슴을 물려 자살했다고 기록했다.
그러나 실제로 클레오파트라의 죽음에 대해서는 다양한 설이 있다. 뱀
에 물린 곳도 가슴이 아니라 팔이었다는 주장도 있으며, 독사도 코브라
가 아니라 살무삿과(科)*에 속하는 뱀이었다는 설도 있다.

코브라의 독과 살무삿과의 독은 작용 면에서 큰 차이가 있다. 코브

라 독의 주성분은 신경 독인 데 반해 살무삿과의 독은 혈액독(출혈 독)이기 때문이다. 사실 독사가 가진 독의 대부분은 신경 독과 혈액독으로 크게 나눌 수 있다.

코브라 독의 주성분은 아미노산으로 이루어진 단백질이며, 신경회로의 접합부인 시냅스의 아세틸콜린 수용체와 결합한다. 이로 인해 신경전달물질인 아세틸콜린은 결합할 수용체를 잃어 근육으로 정보를 전달할 수 없게 된다. 코브라에 물리면 운동 마비 증상을 일으켜 호흡곤란으로 죽게 되는 것도 바로 이 때문이다.

반면, 살무삿과 뱀이 가진 혈액독은 혈구세포, 혈관조직, 내장 등을 파괴한다. 때문에 물린 부위에서는 피가 나고 크게 부어오르며 피부의 괴사가 일어난다. 그리고 얼마 지나지 않아 부기와 통증이 온몸으로 퍼지면서 구역질과 입술 마비 등을 일으키다 죽는다. 설사 구사일생으로 목숨을 건졌다 해도 근육 괴사가 일어나므로, 후유증으로 몸을 자유롭게 움직이지 못하거나 신장이나 순환기계에 장애가 남을 수 있다.

단, 살무삿과에 속한 뱀이라고 해도 방울뱀처럼 혈액독뿐 아니라 신경 독도 함께 갖고 있는 뱀이 있다. 다만, 이들 신경 독은 코브라의 독과는 반대로 시냅스에서 아세틸콜린을 분비시키는 작용을 한다. 때문에 근육이 흥분 상태에 빠져 경련을 일으키고, 아세틸콜린이 전부 소비되면 정보가 차단돼 마비 증상을 보인다. 방울뱀의 독성은 코브라의 독

＊ 살무삿과(科)

살무삿과에 속하는 뱀을 총칭하는 말로 살무사, 반시뱀, 방울뱀 등이 이에 속한다. 살무삿과는 삼각형 모양의 큰 머리에 체형이 굵으며, 그물코 모양을 한 종류가 많아 마치 사슴처럼 보이기 때문에 일본에서는 사슴뱀이라고 부른다. 살무삿과에 속하는 뱀들은 모두 출혈 독을 갖고 있다.

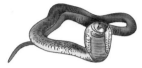
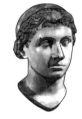
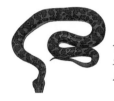
보다 강하다.

클레오파트라는 과연 어떤 독을 사용했을까? 코브라의 독은 몇 초
만에 근육을 마비시키고, 장시간의 고통에 시달릴 필요 없이 죽음에
이르도록 하는 강력한 독성이 있다. 물린 곳도 독니 자국이 생기는 정
도이고, 출혈도 별로 없다. 이에 반해, 살무삿과 뱀은 다량의 출혈과 함
께 피부 괴사를 동반한다. 만약 고통스럽지 않게, 아름답게 죽고 싶다
고 생각했다면 아마도 코브라를 선택했을 터인데, 과연 그녀는 어떤 뱀
을 선택했을지 궁금하다.

독사에 물렸을 경우에는 될 수 있는 한 빨리 병원에 가서 항혈청 주

사를 맞아야 한다. 항혈청(抗血淸, 항원을 동물에 주사하여 얻은, 항체가 들어 있는 혈청)이란 희석한 뱀독을 반년에 걸쳐 주사한 소에서 혈액을 채취해 응고시킨 후 위에 뜬 부분을 말한다. 항혈청에는 소의 몸속에서 만들어진 독에 대한 항체(抗體)*가 들어 있다. 이 항체를 독사에 물린 사람에게 주사하면 뱀독이 항체 작용에 의해 중화**된다. 다만, 체질에 따라 다르기 때문에 혈청이 반드시 효과가 있다고는 장담할 수 없다. 또한 병원에서는 '살무사 혈청'이나 '반시뱀 혈청'밖에 구비하지 않은 곳이 대부분이다.

간혹 영화를 보면 독사에게 물린 사람의 상처에 입을 대고 독을 빠는 장면이 곧잘 나오는데, 이런 행동은 하지 않는 것이 좋다. 뱀의 독은 단백질이므로 삼킨다 해도 소화가 되지만, 만일 입 안에 상처가 있거나 충치가 있는 경우 그곳을 통해 독이 몸속에 퍼질 수 있기 때문이다.

＊ 항체
항체는 림프구 중 하나인 B세포가 분비하는 단백질이다. 항체는 몸속에 들어온 항원(세균이나 독소 등)에 특이적으로 결합해 항원을 무력화시킨다. 항체 분비는 면역 시스템의 중요 기능인 항원항체 반응에 따른 것이다.

＊＊ 중화
몸속에 들어온 세균이나 바이러스, 독소가 항체와 결합함으로써 그 기능이나 활성을 잃는 것을 말한다. 표면에 항체가 결합된 세균이나 독소는 움직이지 못한 채 면역세포에 의해 분해, 처리된다.

바다뱀은
어류일까, 파충류일까?

바다뱀과 뱀은 서로 다른 생물종이라고 생각하는 이들이 있는 듯한데, 정확하게 말하면 바다뱀에는 어류에 속하는 바다뱀과 파충류에 속하는 바다뱀이 있다. 어류 바다뱀은 장어와 같은 부류로 독이 없지만, 파충류 바다뱀은 독을 지니고 있다. 어엿한 뱀의 한 부류에 속하는 것이 바로 이 파충류 바다뱀이며, 바다 환경에 적응한 뱀들을 통틀어 바다뱀이라고 부른다.

바다뱀도 육지에 서식하는 독사와 마찬가지로 독을 갖고 있다. 바다뱀의 독은 코브라와 같은 신경 독인데, 그 독성은 코브라의 수십 배에 이르며, 뱀 중에서 최강의 독을 자랑한다.

다만, 물속에서 바다뱀에게 물리는 경우는 드물다. 바다뱀 중에는 새부리바다뱀이나 검은머리바다뱀처럼 거친 뱀도 있지만, 대부분의 바다뱀은 푸른바다뱀처럼 비교적 온순하다. 또한 바다뱀의 독니는 입 안 깊숙한 곳에 있으므로 물려도 독이 주입되기 어려운 구조로 되어 있다.

따라서 물속에서 바다뱀을 봐도 놀랄 필요가 없다. 자극하지 않고 조용히 그 자리를 피하면 바다뱀이 먼저 공격해 오는 일은 거의 없다. 그렇지만 바다뱀이 맹독을 가진 생물이라는 점은 분명한 사실이므로 결코 주의를 게을리해서는 안 된다.

2-8

벌에 쏘이면
사망할 수도
있다?

벌의 종류는 아주 다양해 전 세계적으로 10만여 종에 달하고, 일본에도 5,000여 종이 존재하는 것으로 알려져 있다. 일본에서 벌에 쏘여 사망한 사람은 해마다 30명 이상에 달하며, 벌 때문에 입은 피해가 반시뱀이나 큰곰 때문에 입은 피해를 웃돌고 있다. 그다지 잘 알려진 사실은 아니지만, 일본에서 동물에 의한 사망사고 중 가장 많은 비율을 차지하는 것이 바로 벌에 의한 사고다. 사람에게 피해를 입히는 벌로는 꿀벌, 꼬마쌍살벌, 뒤영벌, 말벌 등이며, 그중에서도 가장 피해가 커 문제가 되는 벌이 말벌이다.

벌의 독에는 세로토닌(serotonin)과 히스타민(histamine) 같은 아민류 (類)[*], 저분자 펩티드(peptide)^{**}, 고분자 단백질 등 다양한 성분들이 포함돼 있어, 전문가들은 벌의 독을 '독 칵테일'이라고 부른다. 각각의 독 성분은 통증과 부종을 일으키거나, 혈관조직을 파괴하거나, 또는 알레르기 반응을 일으키기도 한다. 특히 말벌의 독은 강력해 쏘인 즉시 심한 통증을 느끼고, 쏘인 부위가 빨갛게 부어올라 전신에 두드러기가 생기거나, 구토와 부종 등의 증상이 나타나는 경우도 있다.

벌의 독은 복어 독이나 투구꽃의 독과 달리, 독 자체만으로 사람을 죽일 수 없다. 벌 독이 때때로 치명적인 것은 독에 의해 '아나필락시스 (anaphylaxis) 쇼크'라는 급성 알레르기 반응이 일어나기 때문이다. 화분증(花粉症) 역시 알레르기 반응의 일종이지만, 화분증의 반응은 인후나 코 등 일부에 한정된다. 그러나 벌 독으로 인한 아나필락시스는 혈압저하, 호흡장애, 경련, 의식장애와 같은 목숨에 관계된 전신 증상이 나타난다. 한 번 벌에 쏘이면 몸속에 독에 대한 항체가 만들어진다. 이 때문에 다시 벌에 쏘이면 이미 몸속에 있는 항체가 즉각적으로 반응해 보다 심각한 알레르기 반응이 일어나는 것이다. 이것이 바로 아나필락시스 쇼크다. 따라서 한 번 벌에 쏘인 사람은 다

＊ 아민류
아민이란 암모니아의 수소 원자를 알킬기와 같은 탄화수소기로 한 개 이상 치환한 유기화합물을 통틀어 이르는 말이다. 생체 내에는 호르몬이나 신경 전달물질에 아민류가 많다.

＊＊ 펩티드
단백질 조각. 단백질은 아미노산이 다수 결합된 것인데, 아미노산이 수 개에서 수십 개 정도 결합된 작은 분자를 펩티드라고 한다.

● 독을 가진 벌

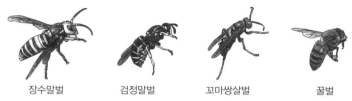

장수말벌　　　검정말벌　　　꼬마쌍살벌　　　꿀벌

● 벌 독이 일으키는 아나필락시스 쇼크

아나필락시스 쇼크란 같은 독소가 다시 몸속으로 들어온 경우에 일어나는 심한 알레르기 반응이다.

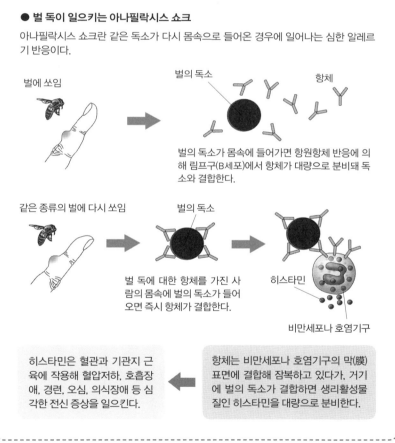

벌에 쏘임

벌의 독소　　　　　　항체

벌의 독소가 몸속에 들어가면 항원항체 반응에 의해 림프구(B세포)에서 항체가 대량으로 분비돼 독소와 결합한다.

같은 종류의 벌에 다시 쏘임　　벌의 독소

벌 독에 대한 항체를 가진 사람의 몸속에 벌의 독소가 들어오면 즉시 항체가 결합한다.

히스타민

비만세포나 호염기구

히스타민은 혈관과 기관지 근육에 작용해 혈압저하, 호흡장애, 경련, 오심, 의식장애 등 심각한 전신 증상을 일으킨다.

항체는 비만세포나 호염기구의 막(膜) 표면에 결합해 잠복하고 있다가, 거기에 벌의 독소가 결합하면 생리활성물질인 히스타민을 대량으로 분비한다.

시는 쏘이지 않도록 주의해야 한다.

일본에서는 말벌로 인한 피해가 크지만, 미국에서는 살인벌에 의한 피해가 큰 사회적 문제가 되고 있다. 살인벌이란 꿀의 수확량을 높이기 위해 브라질의 곤충학자가 순하지만 꿀의 수확량이 적은 브라질의 꿀벌과, 거칠지만 꿀의 수집량이 높은 미국의 꿀벌을 교배해 만든 벌이다. 그런데 이 벌이 농업시험장에서 달아나 야생화되면서, 무리를 이루어 사람을 공격하는 사고가 자주 발생하고 있다.

벌에 쏘인 부위에
오줌을 묻히면 낫는다?

예로부터 벌에 쏘이면 쏘인 부위에 오줌을 바르라는 말이 있다. 오줌에 포함된 암모니아가 알칼리성이므로 벌 독을 중화시킨다는 아주 그럴싸한 설명도 덧붙인다. 그러나 과학적으로 볼 때 이는 전혀 타당하지 않은 설명이다.

벌의 독성분은 멜리틴(melittin), 아파민(apamin), MCD 펩티드, 아민, 히스타민 등으로 이루어져 있는데, 이 물질들은 모두 중성에 가까워 알칼리성인 암모니아수로 중화한다는 발상부터가 잘못된 것이다. 개미가 분비하는 개미산이 피부에 묻은 경우에는 암모니아수로 중화하는 방법이 어느 정도 효과가 있지만, 벌 독에는 아무 효과도 없다.

그러나 이 속설에는 보다 더 근본적인 오류가 있다. 건강한 사람의 경우 암모니아의 대부분이 간에서 무해한 요소(尿素)로 바뀌어 신장에서 배출되므로, 오줌에는 암모니아가 들어 있지 않다. 다만, 오줌을 방치해 두면 요소가 세균에 의해 분해돼 암모니아가 된다. 따라서 오줌의 암모니아 효과를 기대하려면 일정 시간이 지난 오줌을 발라야 한다. 물론 그렇다고 해도 벌 독을 중화시키는 데는 아무 효과가 없지만 말이다.

벌에 쏘였을 때 올바른 응급처치법은 항히스타민제가 들어간 스테로이드 연고를 바르는 것이다. 그리고 될 수 있는 한 빨리 병원에 가는 것이 좋다.

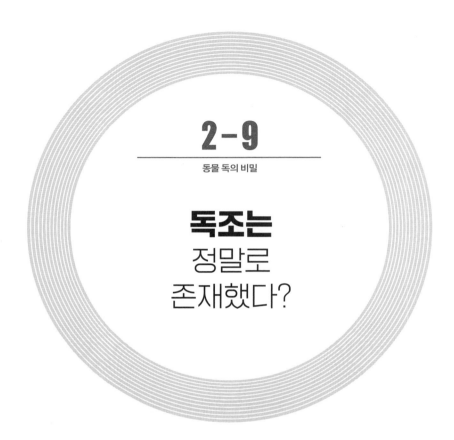

2-9

동물 독의 비밀

독조는
정말로
존재했다?

지상에는 독을 가진 다양한 생물이 존재하지만, 독을 가진 새가 있다는 보고는 아직까지 없다. 그러나 고대 중국문헌인 《국어(國語)》, 《한비자(韓非子)》, 《사기(史記)》 등에 따르면 '짐(鴆)'이라는 이름의 독조(毒鳥)가 있다고 기록되어 있다.

한(漢)나라 고조의 아내였던 여후(呂后)는 왕이 죽은 후 제위에 오른 아들 혜제(惠帝)를 지키기 위해 측근과 이복형제를 짐의 독을 이용해

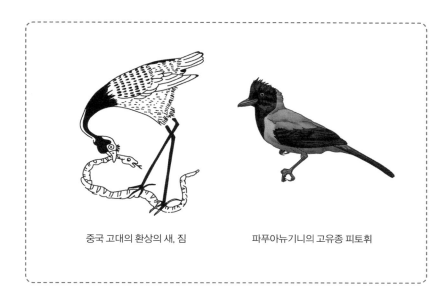

중국 고대의 환상의 새, 짐　　　　　　파푸아뉴기니의 고유종 피토휘

차례로 살해했다고 한다. 그 밖에도 중국이나 일본의 옛 문헌에는 짐과 관련된 기록을 많이 찾아볼 수 있다. 하지만 근대 이후에는 짐에 대한 객관적인 보고를 찾아 볼 수 없어 가루다(Garuda)*처럼 상상 속에 존재하는 새로 여기고 있다.

　그런데 1992년에 파푸아뉴기니의 정글에 독을 가진 새가 서식한다는 보고가 있었다. 파푸아뉴기니 고유종인 피토휘(pitohui) 부류인 관모 피토휘, 베리어블 피토휘, 러스티 피토휘의 3종류다. 피토휘를 처음 발견한 시카고 대학의 생물학자 잭 덤 바허 박사는 피토휘에 물린 상처를 입으로 핥자 입 안이 마비되고, 피토휘 깃털을 혀에 올려놓았더니 입과 코의 점막이 마비되고 뜨거워졌다고 한다.

✽ 가루다
인도의 신화에 나오는 상상 속의 큰 새. 불경에는 금시조 · 묘시조 등으로 의역되어 있다. 사천하(四天下)의 큰 나무에 살며 용을 잡아먹고 산다고 한다.

조사 결과, 피토휘의 깃털과 피부에는 스테로이드계 알칼로이드 신경 독인 호모바트라코톡신(homobatrachotoxin)이 들어 있으며, 이 독을 쥐로 실험한 반수치사량은 $3\mu g/kg$으로 아주 강력한 맹독임이 밝혀졌다. 이 독을 피토휘가 스스로 만들어내는지 여부는 아직 밝혀지지 않았다. 복어 독과 마찬가지로 먹잇감인 곤충에 포함돼 있던 독이 피토휘의 깃털과 피부에 축적되었을 가능성도 있다. 어찌되었든 간에 피토휘는 강력한 독 덕분에 독수리나 뱀과 같은 천적에 습격당할 위험은 없다고 한다.

중국의 옛 문헌에 등장하는 환상의 새 '짐'이 거리적으로 아주 멀리 떨어져 있는 파푸아뉴기니의 피토휘였다고 보기는 어렵다. 하지만 짐이 독충을 먹이로 삼았던 실재했던 새였을 가능성은 피토휘의 발견으로 더욱 커졌다고 볼 수 있다.

2-10

동물 독의 비밀

독화살개구리,
화려함 뒤에 숨은
무서운 독

남미 콜롬비아에 서식하는 독화살개구리는 일순 눈을 떼지 못할 정도로 선명한 색채와 모양을 한 작은 몸집의 개구리다. 독화살개구리의 외양은 마치 육상선수나 싱크로나이즈드스위밍 선수들이 입고 있는 옷처럼 화려하고 선명하다. 때문에 독화살개구리를 일명 '열대우림의 보석'이라고 한다.

그러나 이런 아름다움과 대조적으로 독화살개구리는 맹독을 가진 생물로도 잘 알려져 있다. 남미의 인디오들은 독화살개구리의 피부에서 분비되는 맹독을 화살촉에 묻혀 사냥에 이용해왔다. 참고로, 독화살개구리는 영어로는 'poison dart frog'라고 한다. 독화살개구리의 독성분은 바트라코톡신(batrachotoxin)이나 프밀리오톡신(pumiliotoxin)을 비롯해 수백 종류의 알칼로이드류의 신경 독이다. 특히 바트라코톡신은 파푸아뉴기니에서 발견된 독조(毒鳥) 피토휘가 가진 호모바트라코톡신과 같은 맹독이다.

바트라코톡신의 반수치사량은 0.002mg/kg이다. 그런데 독화살개구리 중에서 가장 강력한 맹독을 가진 부류는 한 마리당 2mg의 바트라코톡신을 갖고 있다고 한다. 이는 어디까지나 이론상의 가정이긴 하지만, 독화살개구리 한 마리의 독으로 체중 50kg인 사람을 20명이나 죽일 수 있다는 계산이 나온다. 바트라코톡신은 신경 세포막의 나트륨 통로가 닫히지 못하도록 해 신경이나 근육을 마비시킨다. 즉 복어 독인 테트로도톡신과 정반대의 작용을 한다.

독화살개구리의 독은 복어와 마찬가지로 스스로 생성하는 것이 아니라, 서식지인 밀림에서 잡아먹은 개미, 노래기, 무당벌레, 진드기 등과 같은 먹이로 인해 만들어진다. 따라서 초파리처럼 독이 없는 먹이를 먹여 인공적으로 번식시킨 독화살개구리의 몸에서는 독이 검출되지 않는다. 일본에서도 독화살개구리의 아름다운 모습에 반해 애완용으로 기르는 사람이 늘고 있는데, 이런 독화살개구리들은 모두 인공적으로 번식시킨 것들로 독이 없다.

한편, 독화살개구리의 독을 의약품으로 이용하려는 연구도 활발하게 이루어지고 있다. 독화살개구리의 독성분 중 하나인 에피바티딘 (epibatidine)*은 모르핀보다 200배나 강력한 진통 작용을 갖고 있지만, 모르핀 특유의 중독 증상이나 금단 증상이 관찰되지 않고 있다. 이와 같은 성질을 이용해 모르핀을 대신할 진통제로 개발되고 있다. 또한 에피바티딘에는 중추신경과 신경관절의 아세틸콜린 수용체와 굳게 결합하는 성질이 있으므로 파킨슨병이나 알츠하이머병의 치료에도 도움이 될 것으로 기대를 모으고 있다.

우려되는 점은 독화살개구리의 독을 약으로 활용할 수 있는 커다란 가능성이 발견되었지만, 야생 독화살개구리의 개체 수는 급속도로 줄어들고 있다는 사실이다.

＊ 에피바티딘

독화살개구리의 피부 분비물에서 발견된 강력한 진통 물질. 처음에는 독성이 강해 임상에 응용하기 어려웠지만, 연구를 거듭한 결과 약물 중독성이나 금단 증상이 없는 물질의 합성에 성공해, 모르핀을 대신해 이용하고 있다.

2-11

동물 독의 비밀

전갈이
사람의 목숨을
구한다?

그리스 신화에서 여신 아르테미스(Artemis)는 용감한 전사 오리온(Orion)을 죽이기 위해 전갈을 이용했다. 전갈의 독으로 목숨을 잃은 오리온은 하늘로 올라가 성좌가 되었는데, 거기에서도 전갈이 동쪽 하늘에 나타나면 무서워서 서쪽 하늘의 지평선으로 숨는다고 한다.

이처럼 신화 속의 위대한 전사마저도 일격에 쓰러뜨릴 정도로 강력한 독을 지닌 전갈은 종류에 따라 그 독성이 사람의 목숨을 빼앗을 정

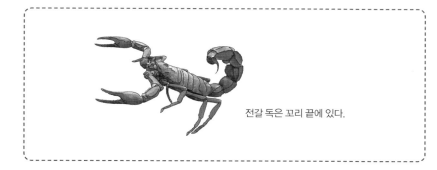

전갈 독은 꼬리 끝에 있다.

도로 위력적이다. 다만, 전갈은 원래 작은 몸집의 동물이나 곤충을 먹이로 삼기 때문에, 대부분의 종은 큰 몸집의 동물을 죽일 수 있을 정도로 강력한 독이 없다.

전갈의 독은 꼬리 끝에 있는 독침에서 분비된다. 이 독은 펩티드라는 단백질성 신경 독인데, 사람의 몸속에 들어가면 신경섬유의 나트륨 통로를 계속 열어 두게 만든다. 이로 인해 시냅스에서는 아세틸콜린의 분비가 멈추지 않아, 신경은 계속 흥분 상태에 있고, 근육은 수축한 상태로 있게 된다. 그리고 경련과 마비 증상이 나타난다. 이와 같은 증세를 치료하기 위해서는 항(抗)전갈 독 혈청이 필요하다.

전갈 독은 나트륨 통로를 계속 차단해 버리는 복어 독인 테트로도톡신과는 반대로 작용한다.

최근 들어 전갈 독 역시 의약품으로서의 활용 가능성이 커져 주목받고 있다. 전갈 독에 포함된 펩티드성 클로로톡신(chlorotoxin)에는 전체 뇌종양의 30%를 차지하는 신경교종(神經膠腫)* 세포와 결

✽ 신경교종

신경교종(glioma)은 뇌에 발생하는 악성 종양의 일종으로, 글리아세포와 성상교세포가 종양화한 것이다. 뇌 속 신경조직의 결합·지지·영양 등의 작용을 담당한다.

● 신경세포의 시냅스

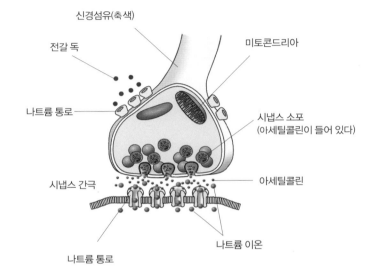

신경섬유(축색)

전갈 독

미토콘드리아

나트륨 통로

시냅스 소포
(아세틸콜린이 들어 있다)

시냅스 간극

아세틸콜린

나트륨 통로

나트륨 이온

전갈 독이 신경섬유(축색)의 나트륨 통로에 결합하면, 통로가 계속 열려진 채 있게
되므로 나트륨 이온이 유입되어 활동전위가 일어난다. 그 자극으로 신경전달물질인
아세틸콜린이 분비돼 근육이 수축되는데, 통로가 계속 열려진 채 있기 때문에 활동
전위가 계속해서 일어나 근육이 수축된 채 경련과 마비 증상을 일으킨다. 최악의 경
우에는 목숨을 잃을 수도 있다.

합하기 쉬운 성질이 있다는 사실이 밝혀졌다. 신경교종 세포는 뇌 속에
서 분열증식을 반복하면서 주변으로 이동하는데, 이때 염소 이온을 세
포 밖으로 내보내 부피를 작게 만들어 세포 사이를 빠져나간다. 클로로

톡신은 염소 이온 통로에 결합함으로써 신경교종 세포가 세포 사이를 빠져나가지 못하도록 방해한다. 즉 종양세포가 마구잡이로 확산되는 것을 억제하는 것이다.

머지않아 전갈 독을 이용한 신경교종 치료제가 탄생할지도 모른다.

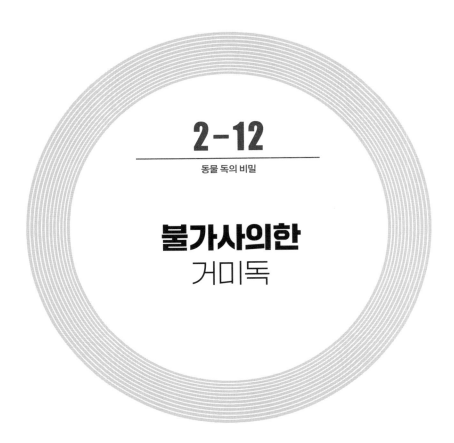

2-12

동물 독의 비밀

불가사의한
거미독

거미는 종류에 따라 다양한 독을 갖고 있는데, 대부분의 거미독은 먹잇감인 절지동물의 신경전달물질인 글루타민산에 작용하는 신경 독이다. 거미의 신경 독은 인간의 신경전달물질인 아세틸콜린에는 전혀 영향을 미치지 않는다.

흔히 독거미라고 하면 '타란툴라(tarantula)'를 떠올리는 사람들이 많을 것이다. 타란툴라는 다리에 털이 나 있고, 무시무시한 모습을 해 아주 강한 독을 갖고 있는 것처럼 보인다. 그러나 실제로 타란튤라의 독은 보기보다 그다지 강력하지 않다. 독을 가진 대부분의 생물들과 마찬가지로 타란튤라의 독은 곤충을 잡아먹을 때 먹잇감을 마비시켜 움직이지 못하게 하는 것이 목적이다. 따라서 사람과 같이 몸집이 큰 동물은 당연히 먹잇감이 되지 못하므로, 사람의 생명을 위협할 정도로 치명적인 독은 없다.

단, 거미 중에는 붉은등검정거미처럼 포유류에 활성을 보이는 독을 가진 거미도 있다. 붉은등검정거미는 동남아시아나 오스트레일리아에 서식하는 작은 몸집의 거미로, 일본에는 서식하지 않는 것으로 알려졌다. 그런데 1990년대 중반 일본 각지에서 붉은등검정거미가 발견되어, 각별한 주의를 당부하는 보도가 나왔다. 붉은등검정거미의 독은 α-라트로톡신(α-latrotoxin)이라는 단백질로 구성된 신경 독으로, 신경종말(神經終末, 신경섬유의 끝부분)에서 아세틸콜린, 카테콜아민(catecholamine)과 같은 신경전달물질을 방출해 운동신경계, 자율신경계를 중독시키고, 근육 긴장이나 떨림 증상을 일으킨다. 만약 붉은등검정거미에 물려 전신에 이 같은 증상이 나타났다면 될 수 있는 한 빨리 항독소(抗毒素) 주사를 맞아야 한다. 과부거미의 한 종류로 북미에 서식하는 검정과부거미는 이보다 더 강력한 독을 갖고 있어, 이 거미에 물린 사람이 사망한 예도 있다.

또한 오스트레일리아의 시드니 부근에 서식하는 시드니깔때기그물거미의 수컷은 로부스톡신(robustoxin)이라는 신경 독을 갖고 있다. 세계

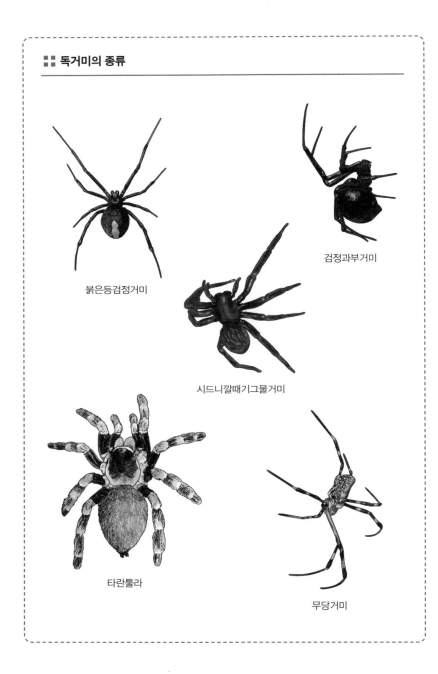

붉은등검정거미

검정과부거미

시드니깔때기그물거미

타란툴라

무당거미

에서 가장 위험한 거미로 알려진 시드니깔때기그물거미의 독은 과부거미와 마찬가지로 신경전달물질을 대량으로 분비한다. 항독혈청(抗毒血淸)이 없던 시대에는 이 거미에 물려 죽은 사람들이 많았다. 그런데 신기하게도 로부스톡신이 치명적인 독성을 발휘하는 생물은 사람이나 원숭이 같은 영장류와 막 태어난 쥐뿐이며, 다른 실험동물에서는 그 정도로 강력한 작용이 나타나지 않았다고 한다. 본래 먹잇감을 마비시키거나 포식자로부터 도망가기 위해 필요한 독이 어째서 천적도 먹잇감도 아닌 영장류에 특이적으로 작용하는지에 대한 비밀은 아직 밝혀지지 않았다.

거미의 독소 중에는 사람의 특정한 세포 내 경로에 작용하는 것도 있어, 이런 특징을 이용해 현재 부정맥 등과 같은 치료제가 개발되고 있다.

2-13

동물 독의 비밀

가공식품의
무서운 역습
보툴리누스 독소

식중독을 일으키는 독소형 세균 중 보툴리누스균은 매우 위험한 세균이다. 보툴리누스(botulinus)란 라틴어로 '소시지'라는 뜻으로, 서양에서 보툴리누스균은 이름 그대로 햄이나 소시지에 의해 식중독을 일으키는 세균으로 두려움의 대상이었다. 이 독소는 이론상 1g으로 1,000만 명을 죽일 수 있으며, 생물이 만들어내는 독소 중에서 단연 으뜸을 자랑한다. 독성의 강도는 청산가리의 20만 배에 해당한다고 한다.

보툴리누스균은 산소가 없는 상태를 좋아하는 혐기성 세균이다. 따라서 레토르트 식품(가열한 살균 식품을 내열 플라스틱에 밀봉한 것)이나 통조림, 병조림과 같은 밀폐 용기의 내부에 쉽게 발생한다. 또한 산소가 있는 곳에서는 아포(芽胞)*를 만들어 놓았다가 산소가 없어지면 발아해 증식을 시작한다. 보툴리누스균의 아포가 있는 돼지의 창자로 소시지를 만들면, 소시지를 넣은 창자 안에서 독소를 만들어 그것을 먹은 사람이 식중독을 일으키는 것이다.

보툴리누스 독소는 열에 약해 100℃ 물에서 1~2분 정도 가열하면 불활성화된다. 그러나 아포는 열에 강해 이를 완전히 없애려면 100℃에서 6분 이상 가열해야 한다. 보툴리누스균이 만든 독소는 A형에서 G형까지 총 7가지로 분류되는데, 이 중 사람에게 독성을 나타내는 독소는 A, B, E, F의 4종류다. 유럽에서는 A형과 B형이 많고, 일본에서는 열에 약한 E형에 의한 식중독 사고가 빈번히 발생한다.

보툴리누스 독소는 신경 독으로, 신경세포에 침투하면 신경전달물질인 아세틸콜린이 분비되지 않는다. 초기 증상은 구역질과 구토 등의 위장장애가 나타나지만, 점차로 혀가 꼬이고 시력장애를 일으키며 음식물을 삼키는 데 어려움을 느끼는 등 신경 증상이 나타난다. 중증인 경우에는 팔다리 근육이 마비되고 호흡곤란에 빠져 죽게 된다. 보툴리누스 독소의 치료법으로는 항독소에 의한 혈청요법이 있지만, 호흡이 곤란한 경우에는 인공호흡이나 기관절

＊ 아포(spore)
온도와 독성 등으로 인해 환경이 악화되면, 어떤 종류의 세균은 세포 속에 아포라고 부르는 단단한 껍질과 같은 구조체를 만들어 그 속에 유전자를 넣어둔다. 이 아포는 세균이 죽어도 살아남아 환경이 좋아지면 다시 활동을 개시한다.

개(氣管切開)가 실시되는 경우도 있다.

보툴리누스 독소는 독성이 강한 만큼 치사율도 높다. 일본에서 발생한 보툴리누스 사고는 대부분 독성이 약한 E형이었다. 그런데 1984년 규슈에서 연근겨자무침을 먹었던 36명이 보툴리누스 중독에 걸려 11명이 사망한 대형 식중독 사고가 발생했다. 중독을 일으킨 독소는 이제껏 일본에는 없었던 A형 보툴리누스균이었다. 그래서 겨자를 조사해 보았더니, 캐나다에서 수입한 제품으로, 그 속에 보툴리누스균의 아포가 있었다는 사실이 밝혀졌다. 이 아포가 진공 팩 속에서 독소를 만들어 냈던 것이다.

또한 영유아에게만 특이하게 발생하는 '유아 보툴리누스증(infant botulism)'이라는 병이 있다. 만 한 살 미만의 영유아에게 벌꿀을 주면 안 된다는 말을 곧잘 하는데, 이는 벌꿀에 보툴리누스균의 아포가 있을 가능성이 높기 때문이다. 성인의 경우는 소량의 보툴리누스균 아포가 소화관에 들어가도 장내 세균총(細菌叢, bacterial flora)이 있으므로 아포가 발아할 수 없다. 하지만 장내 세균총이 아직 충분히 발달하지 못한 영유아의 장 속은 혐기 상태이므로 아포가 발아, 증식해 독소를 만들 수 있다. 이로 인해 보툴리누스 중독에 걸리게 된다.

이처럼 몹시 두려운 보툴리누스균이지만, 최근 들어서는 뇌졸중 후 몸의 기능을 회복하는 데 보툴리누스 독소를 이용하는 치료법이 보급 중에 있다. 살균 처리한 소량의 A형 보툴리누스 독소에는 아세틸콜린의 분비를 억제해 적절하게 근육을 이완시키는 작용이 있다. 이런 성질

:: 보툴리누스 독소의 작용

보툴리누스 독소는 지상 최강의 독으로, 이론상으로는 1g으로 1,000만 명을 죽일 수 있다고 한다. 서양에서는 햄이나 소시지로 인한 보툴리누스 중독이 잘 알려져 있으며, 일본에서는 다수의 사망자를 낸 연근겨자무침 식중독 사건이 유명하다.

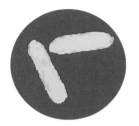
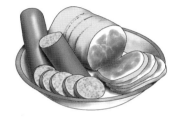

보툴리누스균

● 보툴리누스 독소와 신경 말단

보툴리누스 독소는 신경 말단인 시냅스 부위에서 신경세포 속으로 침투해 신경전달물질인 아세틸콜린의 분비를 방해한다. 아세틸콜린이 분비되지 못하면 수용체와 결합하지 못해 다른 세포로 신호를 전달할 수 없게 되고, 그 결과 근육과 신경의 마비 증상이 일어난다.

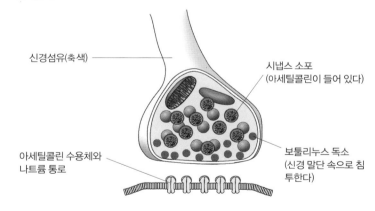

신경섬유(축색)

시냅스 소포
(아세틸콜린이 들어 있다)

아세틸콜린 수용체와
나트륨 통로

보툴리누스 독소
(신경 말단 속으로 침투한다)

을 이용해 뇌졸중으로 인한 과도한 근육 긴장을 이완시키는 데 사용된다. 그 밖에도 과도한 근육 긴장으로 인해 일어나는 안검경련(안륜근 또는 안구근에 일어나는 경련)과 사시(斜視), 경부 디스토니아(목 근육 긴장 이상)와 같은 증상에도 보툴리누스 독소를 치료제로 이용하고 있다. 이런 사례들 역시 독과 약은 본질적으로 같은 것이라는 사실을 보여 주는 전형적인 예라고 할 수 있다.

최강의 독, 보툴리누스 독소로
아름다움을 가꾼다

최근 보툴리누스균이 피부과와 성형외과에서 크게 주목을 받고 있다. A형 보툴리누스 독소로 만든 '보톡스'라는 약품이 눈주름이나 미세한 주름을 없애는 데 큰 위력을 발휘하고 있기 때문이다. 보톡스는 환부에 주사하면 표정근의 움직임을 억제해 주름을 없애는 효과가 있다. 지금까지 주름을 없애기 위해서는 콜라겐을 주사하거나 메스로 절개수술을 했는데, 보톡스는 이런 시술에 비해 아주 간단하고 효과적이다.

보톡스의 원리는 간단하다. 주름을 없애고 싶은 부위에 보툴리누스 독소를 주사하면 주변의 신경 말단에서 아세틸콜린이 분비되지 않는다. 이에 따라 표정근으로 가던 신호 전달이 차단돼 웃어도 주름이 잘 생기지 않는다. 그 밖에도 눈밑 주름을 느슨하게 만들어 눈을 크게 보이게 하거나, 얼굴을 작아 보이게 할 때도 보툴리누스 독소를 이용한다.

하지만 보톡스의 효능이 아무리 뛰어나다고 해도 '1g으로 1,000만 명을 죽일 수 있는 독을 얼굴에 주사해 주름을 없앤다'고 얘기한다면, 아마 환자가 기겁을 하며 도망갈지도 모를 일이다.

진공 팩이나 가열 처리된 제품은
과연 안전할까?

대부분의 사람들은 진공 팩이나 가열 처리된 제품은 위생적이고 안전하다고 생각한다. 정말 그럴까?

사실 '진공 팩 제품 = 멸균 제품'이라는 믿음은 잘못된 것이다. 진공 팩은 산소를 차단해 세균 번식을 억제하고 산화를 방지할 목적으로 식품 포장에 도입되었다. 덕분에 장기간에 걸쳐 신선도를 유지할 수 있게 되었지만, 반대로 보툴리누스균처럼 혐기성 세균에게는 진공 팩이야말로 세균 번식에 딱 알맞은 환경이라고 할 수 있다.

1984년 규슈에서 발생한 보툴리누스균에 의한 연근겨자무침 식중독 사건도 겨자가 진공 팩에 들어 있었기 때문에 일어난 참극이었다. 진공 팩 제품이라고 해도 가스로 인해 팩이 부풀어 있거나 안의 내용물이 변색된 경우에는 먹지 않는 것이 현명하다.

또 가열 처리된 제품이라고 해도 무조건 안심할 수 없는 경우가 있다. 보툴리누스균은 아포 상태에서는 100℃의 열탕 소독에도 견디며, 그 후 산소가 없는 환경에 두면 보툴리누스 독소를 생산한다.

식중독의 주요 원인 균 중의 하나인 황색포도상구균 역시 이미 식품 속에서 독소를 만들어냈을 경우, 열탕 소독을 하면 균은 죽지만 독소는 30분 이상 가열해도 분해되지 않는다.

따라서 진공 팩이나 가열 처리된 제품이라고 해서 무조건 믿는 것은 금물이다.

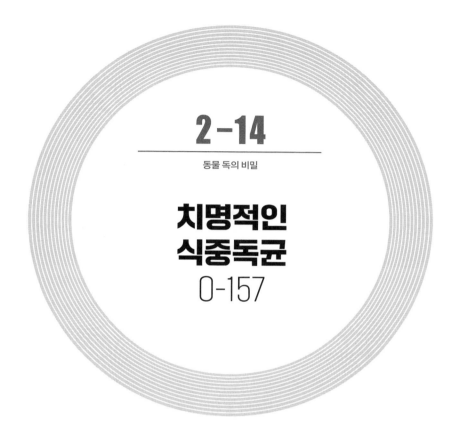

2-14

동물 독의 비밀

치명적인 식중독균
O-157

식중독이라고 하면 으레 O-157을 떠올릴 정도로 O-157은 우리에게 익숙한 이름이다. 그런데 이 O-157의 정식 명칭은 바로 '베로 독소 생산성 대장균' 또는 '장관출혈성 대장균 O-157:H7'이다.

일본에서는 1996년 오카야마에서 발생한 학교 급식 식중독 사고가 계기가 돼 널리 알려졌다. 일본 후생노동성에 따르면, 1996년에 O-157 발생건수는 총 87건, 사망자 수는 8명, 환자 수는 1만 명을 넘어서 일

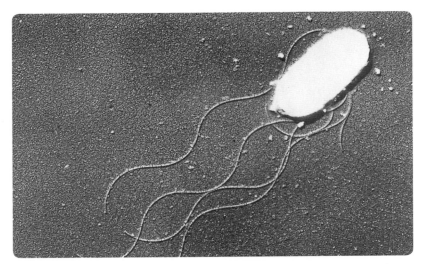

전자현미경으로 본 장관출혈성 대장균 O-157의 사진(도쿄도 건강안전연구센터 미생물부 제공)

본 열도 전체가 O-157 공포에 떨어야 했다.

O-157은 베로 독소(verotoxin)라고 하는 아주 강력한 독소를 생산한다. 베로 독소는 적리균 독소로 잘 알려져 있는 시가 독소(Shiga toxin)와 형태가 아주 비슷해, 시가 독소군(群) 독소라고 부르기도 한다. 베로 독소는 독소의 활성이 있는 A서브유닛(subunit)과, 세포와 쉽게 결합하는 B서브유닛으로 이루어져 있으며, 분자량 약 70,000의 단백질이다.

베로 독소가 몸속에 들어오면 대장 점막으로 흡수돼 점막 세포 속의 리보솜(ribosome)*을 파괴하고, 단백질 합성을 방해해 세포를 죽게 만든다. 이로 인해 감염자는 장에서 출혈이 일어나고 혈변과 복통 증상을 보인다. 또한 혈액 속으로 들어간 베

＊ 리보솜
세포질 속에서 단백질을 만들어내는 공장 역할을 담당한다. 세포의 핵 속에 있는 유전자 DNA에서 단백질의 합성 정보를 복제한 RNA가 핵 밖으로 나와 리보솜에 정보를 전달해 단백질 합성이 시작된다.

로 독소는 적혈구를 파괴하고, 신장의 세뇨관 세포를 파괴해 '용혈성 요독 증후군(hemolytic uremic syndrome)'을 일으킨다.

보통 뇌의 모세혈관에 있는 혈액 뇌관문은 독성이 있는 물질이 들어오지 못하도록 차단하는 역할을 한다. 그러나 베로 독소는 혈액 뇌관문을 통과한다. 때문에 증상이 진전되면 경련과 의식장애와 같은 뇌장애를 일으키기도 한다.

O-157은 1982년 미국에서 발생한 햄버거로 인한 집단 식중독 사건 때 원인 균으로 처음 지목되었다. 그 후 세계 각지에서 발견되고 있다.

O-157 감염의 원인이 되는 식품으로는 햄버거, 소의 간 회, 로스트 비프 등 소고기 제품과 샐러드, 떡잎 무순 등의 생채소 등이다.

O-157의 감염력은 아주 높다. 일반적인 식중독균의 경우 증상을 일

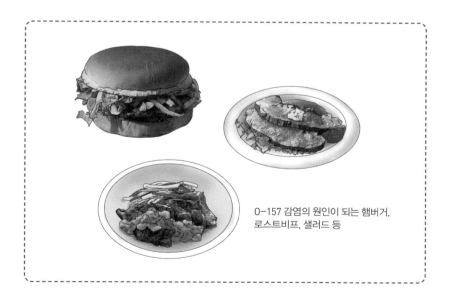

O-157 감염의 원인이 되는 햄버거,
로스트비프, 샐러드 등

으키는 데 100만 개 이상의 세균이 필요하지만, O-157의 경우는 불과 100개 정도의 균으로도 식중독 증상을 일으키며, 2차 감염도 쉽게 일어난다. 저온에도 강해 냉동고 속에서도 생존하며, 산(酸)에도 내성이 있어 위액 속에서도 살아남는다. 게다가 베로 독소의 독성은 아주 강력해 보툴리누스균 독소와 파상풍균 독소에 맞먹을 정도라고 한다.

단, 이런 O-157에도 약점은 있다. 열에 약하기 때문에 75℃ 온도에서 1분 정도 가열하면 균이 죽는다. 따라서 O-157에 의한 식중독 예방법으로 가장 좋은 것은 식품을 속까지 잘 익혀 먹는 것이다.

지나친 살균 · 항균 생활이
면역력을 저하시킨다

　O-157 식중독 사건이 발생한 이후, 일본에서는 살균 · 항균 제품이 큰 인기를 끌어 이제는 거의 생활화된 듯하다.

　그러나 사람의 피부에는 세균이 $1cm^2$당 수십만에서 수백만 마리가 살고 있으며, 이들 세균은 피부세포의 생명 활동과 밀접한 관련을 맺고 있다.

　또한 장 속에서도 다양한 장내세균이 살고 있어 장내 환경의 균형을 유지해 주는 역할을 담당하고 있다. 따라서 아무리 병원성 대장균이 침입한다 해도 장내세균의 균형 작용 덕분에 이들 세균이 폭발적으로 증식하는 일은 거의 없다.

　그런데 지나치게 청결한 생활습관에 집착한 나머지 수시로 항생물질을 복용하거나 강한 살균력을 가진 비누를 사용하면, 피부도 장도 세균에 대해 무방비 상태가 된다. 지나친 살균 습관은 감염력이 강한 병원균이 침입했을 경우, 병원균이 눈 깜짝할 사이에 증식할 수 있는 환경을 만든다.

　1996년 이후, 그전까지 그다지 볼 수 없었던 O-157 식중독 사건이 빈번하게 발생하게 된 이유는, 자연과 격리된 청결한 환경 속에서 생활했기 때문에 일본인의 면역력이 급격하게 저하된 것이 한 원인이라는 설도 있다.

2-15

동물 독의 비밀

삶아도 구워도
먹을 수 없는
곰팡이 독

＊ 마이코톡신

마이코톡신은 곰팡이의 대사물로 만들어진 독소의 총칭이다. 참고로 'mycotoxin'의 'myco'는 '균의'라는 뜻을 가진 접두어다. 마이코톡신은 그 종류가 무려 100종 이상이며, 병원성도 발암성이나 위장장애를 일으키는 등 다양하다.

예로부터 '곰팡이가 핀 떡은 독이 아니다'라는 말이 있다. 확실히 곰팡이가 조금 핀 떡을 먹어도 맛이 약간 이상할 뿐 복통이나 설사 증상은 나타나지 않는다. 그러나 곰팡이 자체는 별다른 해가 없어도 곰팡이가 만들어내는 생성물(마이코톡신)＊이 해를 끼치는 경우가 있다.

지금으로부터 약 50년 전인 1960년에, 런던의 칠면조 사육업자들 사이에서 큰 파문을 일으킨 사건이 발생했다. 크리스마스를 며칠 앞두고 수십만 마리나 되는 칠면조 떼가 돌연 의문사했기 때문이다. 칠면조가 의문사한 원인을 밝혀내기 위해 죽은 칠면조를 해부했지만, 병원균을 발견하지는 못했다.

그런데 조사를 하는 동안 묘한 공통점이 드러났는데, 바로 죽은 칠면조들이 어떤 특정 사료회사의 사료를 먹었다는 점이었다. 그래서 그 사료를 자세히 조사했더니, 사료에 섞여 있던 브라질산 땅콩 가루가 몇 종류의 곰팡이에 오염돼 있다는 사실을 알게 되었다.

그러나 당시에는 곰팡이가 생성하는 화합물이 수십만 마리나 되는 칠면조의 생명을 앗아갈 만큼 강력한 독성을 발휘하리라고는 미처 생각하지 못했다. 곰팡이를 계속 배양하면서 자세하게 분석한 결과, 아스페르길루스 플라부스(Aspergillus flavus)라는 곰팡이가 만든 아플라톡신(aflatoxin)이라는 화합물이 대량 의문사의 원인이라는 사실이 밝혀졌다.

아플라톡신은 순식간에 죽음에 이르게 할 정도로 많은 양이 아니라 소량이라도 계속 먹게 되면 간에 축적돼 마침내는 간경변*을 일으키는 만성적인 독성을 갖고 있다. 그리고 아플라톡신 중에서도 아플라톡신B1 화합물에는 천연 독 중에서도 가장 강력한 발암성이 있다는 사실도 밝혀졌다. 아플라톡신B1은 단백

* 간경변
간세포가 바이러스나 알코올 때문에 괴사와 재생을 반복하는 동안에 섬유화되어, 단단한 간세포 덩어리로 변해서 정상적인 기능을 잃게 되는 간질환이다. 증상이 심해지면 복수, 부종, 황달 증상을 보이며 간부전으로 발전한다.

▓▓ 곰팡이에 오염되기 쉬운 식품

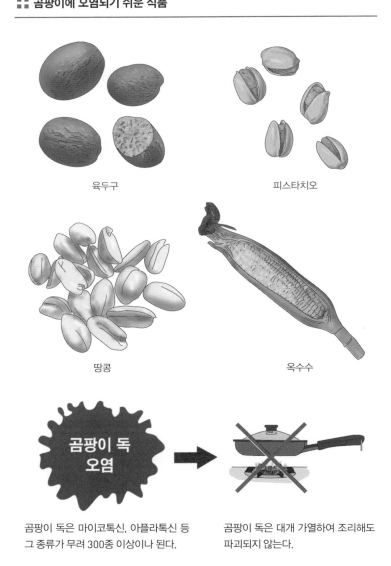

육두구

피스타치오

땅콩

옥수수

곰팡이 독
오염

곰팡이 독은 마이코톡신, 아플라톡신 등
그 종류가 무려 300종 이상이나 된다.

곰팡이 독은 대개 가열하여 조리해도
파괴되지 않는다.

질 합성을 방해해 세포를 죽게 만든다. 또한 B형 간염바이러스에 감염된 상태에서 아플라톡신을 섭취하게 되면, 발암률이 30배나 높아진다는 보고도 있다.

아플라톡신을 만드는 곰팡이인 아스페르길루스 플라부스는 된장이나 간장 등의 발효식품을 만들 때 쓰는 효모인 아스페르길루스 오리제(Aspergillus oryzae, 누룩곰팡이)와 비슷한 종류다. 이 때문에 평상시 자주 먹는 음식에도 혹 아플라톡신이 있을지도 모른다는 우려가 나왔지만, 그 후 조사를 통해 일본에는 아스페르길루스 오리제를 비롯해 아플라톡신B1과 같은 유독 성분을 만드는 곰팡이는 없는 것으로 밝혀졌다.

하지만 간혹 수입식품(육두구*, 피스타치오, 땅콩, 옥수수) 속에서 아플라톡신이 검출되는 경우가 있기 때문에, 아플라톡신에 오염되기 쉬운 식품에 대해서는 엄격한 규제치가 마련돼 있다.

아플라톡신 이외에도 곰팡이가 배출하는 독은 300종 이상 된다. 속칭 '붉은곰팡이'라고 부르는 푸사륨(fusarium)속(屬)에 속하는 곰팡이는 보리나 옥수수 등에서 번식해 디옥시니발레놀(deoxynivalenol), 니발레놀(nivalenol), 제랄레논(zearalenone)과 같은 곰팡이 독을 배출한다. 곰팡이 독에 오염된 식품을 먹으면 구토와 복통, 설사 등의 중독 증상과 조혈기능 장애 및 면역기능 억제 등과 같은 증상이 나타난다.

또한 아스페르길루스 오크라슈스(Aspergillus ochraceus)와 같은 곰팡이가 만드는 오크라톡신

＊육두구
너트메그(nutmeg)라고도 하는데, 단맛과 매우 강한 맛이 난다. 주로 갈아서 가루로 만들어 사용한다. 우유나 크림이 들어가는 음식 또는 케이크나 푸딩 등에 넣는다.

A(ochratoxin A)는 신장장애와 간 장애를 일으키며, 발암성도 있다. 페니실리움 시트리눔(Penicillium citrinum)이 만드는 시트리닌(citrinin)은 신장의 세뇨관 상피세포에 변성을 일으킨다. 시트리닌은 벼에 기생해 벼를 누렇게 변색시키는 성질이 있어, 이 곰팡이 독에 오염된 쌀을 황변미(黃變米)라고 한다.

곰팡이 독은 대개 열에 강해 가열하여 조리해도 쉽사리 파괴되지 않는다. 따라서 곰팡이 독을 배출한 곰팡이가 죽더라도 곰팡이 독은 식품 속에 그대로 남아 있을 가능성이 크다

2-16

동물 독의 비밀

생물 테러의
무기로 사용되는
탄저균

2001년 9월에 발생한 뉴욕 동시다발 테러 후에, 맹독의 탄저균이 들어 있는 우편물이 미국 방송국과 정부 관련기관 등으로 배달되는 생물 테러가 일어났다. 테러 피해는 우편국 직원에서부터 정부 관계자, 보도 관계자, 일반 시민에게까지 미쳐 사망자 5명을 포함한 다수의 감염자들이 나왔다. 인도와 파키스탄에서도 탄저균이 들어 있는 우편물이 발견돼, 동시다발 테러에 이은 탄저균 테러 공포로 전 세계가 불안에 떨

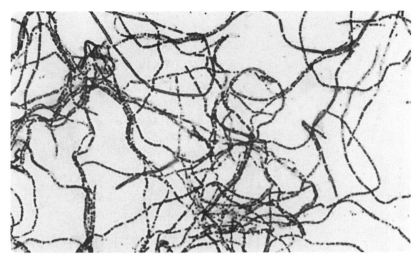
생물병기로 연구된 세균 중 하나인 탄저균

어야 했다.

탄저균은 제2차 세계대전 무렵부터 생물병기로 사용하기 위해 연구된 세균들 중 하나다. 실제로 실전에서 사용된 적은 없지만, 구소련에서 탄저균 유출 사고가 발생한 적이 있고, 로데시아(현 짐바브웨)의 내전 지역에서는 탄저균 감염자들이 대량 발생한 사건도 있었다.

일본에서도 옴진리교에 의한 테러 목적으로 탄저균 살포가 있었으나, 균의 독성이 약한 탓에 피해자는 발생하지 않았다.

탄저균은 원래 토양에서 살고 있는, 흔히 볼 수 있는 세균이다. 소나 말, 양 등의 초식동물들이 풀을 먹을 때 감염되는 경우가 많다. 사람에게 전염되는 경우는 감염된 동물의 체액에 닿았다든지 감염된 고기를 분해 처리하거나 가죽을 취급하거나 고기를 먹는 과정에서 발생하는 경우가 많으며, 사람에게서 사람으로 전염되지는 않는다.

감염 경로로는 흡입(폐 탄저) 감염, 경피(피부 탄저) 감염, 경구(장탄저) 감염이 있다. 가장 중증인 경우는 폐 탄저이고, 자연적 감염인 경우에는 대부분이 피부 탄저이다.

폐 탄저는 초기 증상은 감기와 비슷하지만, 이후 급성 호흡곤란과 패혈증* 증상이 나타나면 항생물질을 투여해도 사망률이 90%에 달한다.

피부 탄저의 증상은 여러 개의 물집이 모여 큰 물집을 형성하다, 이 물집이 터져 창상이 되고, 중앙부에 흑갈색의 부스럼 딱지가 생긴다. 이때 적절한 치료를 하지 않으면 패혈증으로 사망하는 경우도 있다. 그러나 조기에 치료하면 피부 탄저의 경우, 사망률이 1% 이하다.

장탄저는 탄저균에 오염된 식품이나 음료수를 통해 감염된다. 구토, 복통, 토혈, 하혈, 복수 등 위장장애가 나타나고, 그대로 방치하면 역시 패혈증으로 발전한다. 치료에는 페니실린(penicillin), 테트라사이클린(tetracycline), 뉴퀴놀린(newquinoline)과 같은 대부분의 항생물질이 효과가 있다.

탄저균이 몸속에 들어오면 숙주의 혈청 속에 D-글루타민산 폴리펩티드로 만들어진 협막(莢膜)**을 형성해 균을 백혈구의 공격으로부터 보호하는 한편, 균 내부에서는 부종인자(EF)와 치사인자(LF)라는 두 종류의 단백질성 외독소를 생산한

＊ 패혈증
혈액이 세균에 감염돼 전신으로 퍼진 상태. 혈액 속에 세균이 없어도 세균의 독소가 전신을 돌면서 간이나 폐, 신장 등을 감염시켜 혈압 저하나 호흡곤란 등과 같은 위독한 증상을 보인다.

＊＊ 협막
어떤 세균은 세포벽 바깥쪽에 점성이 있는 막 모양의 두꺼운 층을 만드는데, 이것이 바로 협막이다. 협막은 균체 속에서 분비된 다당체와 펩티드로 이루어져 있다. 백혈구의 공격으로부터 세포를 보호하는 역할을 한다.

다. 또한 이 외독소들을 숙주세포 속으로 운반하기 위해 방어항원(PA)이라 부르는 단백질을 생성한다. 이 독소들이 악성 감염 증상을 유발한다.

탄저균은 구하기 쉽고 배양도 간단한 세균이다. 또한 아포를 형성하면 건조 상태에서도 십수 년에 걸쳐 생존할 수 있으므로 앞으로도 생물 테러 무기로 사용될 가능성이 크다. 따라서 탄저균뿐 아니라, 생물 테러에 이용될 수 있는 병원균과 그에 관한 정보를 얼마나 잘 관리하는지가 앞으로의 과제라고 할 것이다.

2-17

신경을
역류하는
파상풍 독소

2004년 12월에 발생한 수마트라 앞바다에서 일어난 대지진 후, 재해 지역에서는 피해자들 사이에 파상풍 환자들이 속출했다. 해일 때문에 구두와 샌들이 벗겨져 맨발이었던 피해자들이 녹슨 못이나 나뭇조각, 산호나 바위 등으로 상처를 입고 그 부위를 통해 파상풍균에 감염된 것으로 추정된다.

파상풍균은 보통 흙 속에 살고 있는 균이다. 보툴리누스균과 마찬가지로 혐기성 세균으로, 파상풍균 아포는 가열해도 죽지 않을 정도로 열에 강하다. 파상풍균 아포가 상처 부위를 통해 몸속으로 들어오면 봉해진 상처 속에서 외독소인 테타누스톡신(tetanustoxin, 파상풍 독소)을 만든다. 테타누스톡신은 보툴리누스균 독소와 맞먹을 정도의 맹독을 가진 독소로, 사람에 대한 반수치사량은 체중 1kg당 불과 0.00005mg이다.

테타누스톡신은 신경을 역류하는 특이한 성질을 갖고 있다. 몸속에 테타누스톡신이 들어오면 운동신경의 종말부(終末部)로 들어가, 중추에서 전달되는 신호의 흐름과는 반대로 신경세포의 축색을 지나 척수에 도달한다. 척수에 도달한 테타누스톡신은 신경세포를 흥분시켜, 몸이 뻣뻣해지고 심한 경련이 일어나거나 턱이 벌어지지 않거나 목이 활처럼 휘어진 채로 있게 되는 등 신경 증상을 일으킨다. 경련을 일으킬 때 가해지는 힘이 엄청나게 세서 때로는 등뼈가 골절될 정도라고 한다. 단, 증상이 발현되려면 감염되고 나서 열흘 이상이 지나야 하는데, 그 이유는 테타누스톡신이 축색을 통과하는 속도가 아주 느려(하루에 75mm) 척수까지 도달하는 데 시간이 걸리기 때문이다.

파상풍을 예방하기 위해서는 테타누스톡신을 포름알데히드로 무독화시킨 파상풍톡소이드 백신에 의한 예방접종이 효과적이다. 일본에서는 디프테리아·백일해·파상풍에 대한 정기 예방접종이 보급되고부터 파상풍 환자가 많이 감소했다. 파상풍에 감염되었을 때는 파상풍톡소이드를 말에 접종해 만든 항독소 혈청으로 치료한다. 하지만 테타누스톡신이 척수의 신경세포와 결합한 뒤에는 항독소 혈청도 더 이상 효과가 없다.

파상풍으로 인한 사망자는 전 세계적으로 점차 줄어들고 있는 추세지만, 개발도상국에서는 신생아 파상풍이 커다란 사회문제가 되고 있다. 신생아 파상풍은 비위생적인 분만 환경으로 인해 신생아의 탯줄이 파상풍균에 감염되어 발생한다. 신생아 파상풍으로 인한 사망자 수는 연간 20만 명에 달해, 전 세계 파상풍 사망자 중에서 14%를 차지하고 있다.

2-18

동물 독의 비밀

페니실린, 곰팡이의 위대한 재발견

항생물질은 미생물이 만든 어엿한 독이다. 그러나 이 독은 숙주에게 는 독성을 보이지 않고 다른 미생물만 공격하는 성질을 갖고 있어 의약 품으로 이용하게 되었다. 항생물질의 발견은 금세기 감염증의 치료에 일대 혁명을 일으킨 것으로, 항생물질이라는 독물이 없었다면 근대의 학의 발전은 있을 수 없었다고 해도 과언이 아니다. 그중에서도 최초의 항생물질인 페니실린의 등장은 획기적이었다. 페니실린 덕분에 제2차 세계대전 중에 전쟁터에서 부상당한 많은 병사들의 목숨을 구할 수 있었다.

페니실린의 발견은 아주 우연히 이루어졌다. 영국의 세균학자 플레밍(Alexander Fleming)이 포도상구균 배양실험을 하고 있을 때, 우연히 배양기에 곰팡이 포자가 들어갔다. 그러자 뜻밖에도 곰팡이 주위에만 포도상구균이 증식하지 못해 투명해지는 것이었다. 플레밍은 곰팡이가 세균을 녹이는 독성물질을 만든다고 추정했다. 그리고 이 곰팡이가 푸른곰팡이의 일종인 페니실륨(penicillium)속(屬)에 속한다는 점에 착안해, 세균에 대해 활성을 지닌 이 물질을 '페니실린'이라고 이름 붙였다.

페니실린이 어떻게 병원균을 파괴하는지는 페니실린의 화학구조와 관련이 있다. 병원균이 세포분열을 할 때는 우선 자신을 보호해 줄 세포벽을 만든다. 그러고 나면 병원균 속에 들어 있는 트랜스펩티다아제(transpeptidase)*라는 효소가 이 세포벽과 병원균을 이어 준다. 그런데 페니실린은 병원균이 만든 세포벽과 구조가 아주 유사하기 때문에, 병원균은 페니실린을 세포벽으로 착각하고 결합하게 된다. 그러면 병원균을 보호해 줄 세포벽은 완성되지 못한다. 결국 병원균은 침투압에 견디지 못하고 용균현상(溶菌現象)**을 일으켜 죽게 된다. 그런데 사람의 세포에는 세포벽이 없으므로 페니실린이 아무 작용도 하지 않는다. 이것이 페니실린의 독이 세균에게만 선택적으로 작용하는 원리다.

* **트랜스펩티다제**
전이효소. 어떤 물질을 다른 곳으로 운반하는 작용을 한다.

** **용균현상**
면역 항체의 하나인 용균소의 작용에 의해 세균이 용해되는 현상.

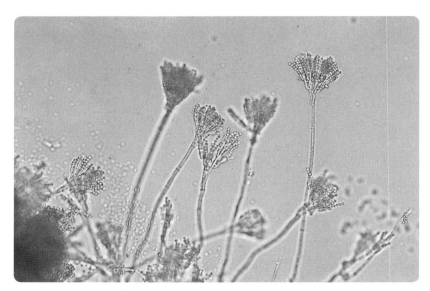

푸른곰팡이(페니실륨속)

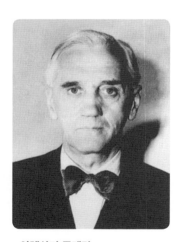

알렉산더 플레밍
1881~1955년. 영국인 미생물학자.
1928년 푸른곰팡이에서 페니실린을
발견하고, 이듬해인 1929년에 페니
실린을 세계 최초의 항생물질로 학회
지에 발표했다.

그러나 페니실린의 공격을 받고 병원균 역시 두 손 놓고 가만히 있지만은 않았다. 페니실린이 접근하면 그 정보를 파악해 페니실린을 공격하는 물질을 만들도록 진화한 것이다.

　병원균의 진화에 사람들은 다시 페니실린에 화학물질을 첨가한 메티실린(methicillin)이라는 항생물질로 반격했다. 그러자 병원균은 또다시 MRSA(메티실린 내성 황색포도상구균), 그리고 VRE(반코마이신 내성 장구균)라는 한층 강력한 내성을 가진 균으로 진화해 대항했다.

　신종 항생물질이 만들어지면 반드시 그 물질에 내성을 지닌 진화한 세균이 출현하는 악순환은 세균의 세계에서 지금도 계속 되풀이되고 있다.

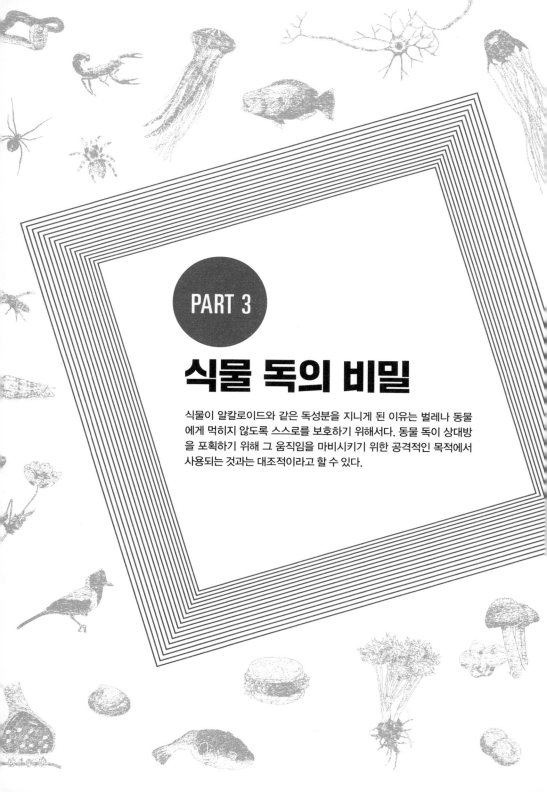

PART 3

식물 독의 비밀

식물이 알칼로이드와 같은 독성분을 지니게 된 이유는 벌레나 동물에게 먹히지 않도록 스스로를 보호하기 위해서다. 동물 독이 상대방을 포획하기 위해 그 움직임을 마비시키기 위한 공격적인 목적에서 사용되는 것과는 대조적이라고 할 수 있다.

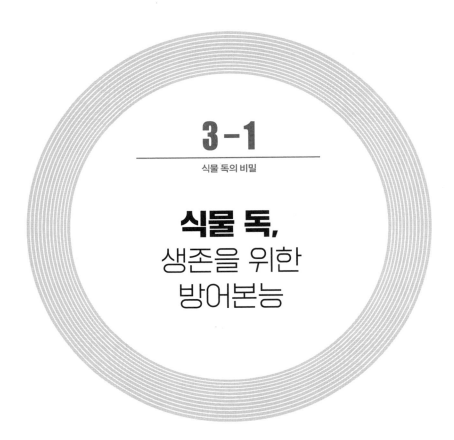

3-1

식물 독의 비밀

식물 독,
생존을 위한
방어본능

독이 있는 식물이라고 하면 으레 투구꽃이나 흰독말풀과 같은 맹독성 식물을 떠올릴 것이다. 현재 일본의 유독식물은 약 200여 종 정도이다.

하지만 실제로는 이런 유독식물 이외의 식물에도 소량이긴 하지만 독성분인 알칼로이드가 들어 있는 경우가 많다.

예를 들어, 피망이나 토마토 같은 채소에도 알칼로이드가 들어 있으며, 그 밖에 옥살산(oxalic酸)*이나 배당체 등의 독성 분이 들어 있는 식물들이 많다. 단, 대부분 소량이어서 인체에 영향을 미칠 정도는 아니기 때문에 유독 식물로 취급하지는 않는다. 요리할 때 채소의 떫은맛

＊옥살산
디카르본산 중에서 가장 단순한 형태의 물질로 식물에 많이 들어 있다. 여뀌과(소리쟁이, 감제풀 등), 명아주과(명아주, 시금치 등)에 수용성 옥살산염이 들어 있다.

이나 쓴맛을 우려내기 위해 가열한다거나 물에 씻는 행위는, 소량이긴 하지만 이런 독성분을 없애기 위해서다.

식물이 알칼로이드와 같은 독성분을 지니게 된 이유는 벌레나 동물에게 먹히지 않도록 스스로를 보호하기 위해서다. 동물 독이 상대방을 포획하기 위해 그 움직임을 마비시키기 위한 공격적인 목적에서 사용되는 것과는 대조적이라고 할 수 있다. 흥미로운 것은 동물 중에는 이런 식물의 보호 전략을 역으로 이용하는 동물이 있다는 점이다. 이에 대한 자세한 이야기는 뒤에서 다시 언급하겠지만, 여기서 간단하게 말하면 배추흰나비 유충이나 누에는 스스로를 진화시켜 다른 곤충들이 싫어하는 식물을 과감히 먹이로 삼음으로써 먹이를 독점할 수 있었다. 이런 예들은 바로 식물과 동물 사이의 독을 둘러싼 일종의 줄다리기라고 해도 좋을 것이다. 알칼로이드의 작용은 염증을 일으키는 것에서부터 신경에 작용하는 것, 암을 일으키는 것, 정신에 영향을 미치는 것까지 다양하다.

한편, 이처럼 다양한 알칼로이드 작용은 오랜 옛날부터 의학에도 응용되어, 중국의 전통적인 약초학에서 현대의 바이오테크놀로지에 이르기까지 모든 형태로 응용 연구가 이루어지고 있다. 여기에서는 이런 다

채로운 식물 독의 세계를 두루 살펴보려 한다. 이를 통해 생각지도 못한 식물 독의 새로운 면모를 알 수 있을 것이다.

또한 독버섯은 균류이므로 원래는 동물 독에서 다루어야겠지만, 편의상 식물 독에서 다루기로 한다.

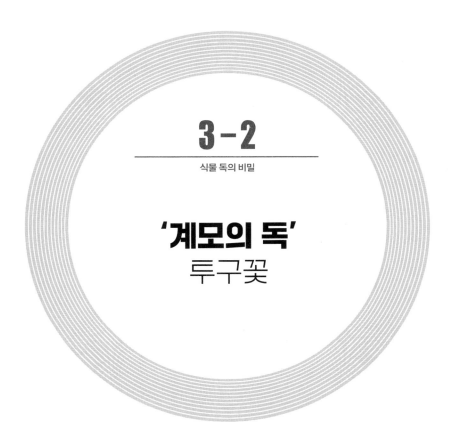

3-2

식물 독의 비밀

'계모의 독'
투구꽃

일본에서는 투구꽃 하면 곧바로 살인사건이라는 단어가 연상될 정도로 투구꽃은 범죄와 떼려야 뗄 수 없는 이미지를 갖고 있다. 그러나 실제로 역사 속에서 투구꽃에 의한 암살사건이 성행했던 때는 중세 유럽시대까지며, 이후로는 오히려 한방약의 원료인 약초로 이용되는 경우가 훨씬 많았다.

일본에서 투구꽃을 가리키는 '도리가부토'란 이름은 춤꾼이나 악인

(樂人)들이 쓰는 봉황 머리 모양의 모자에서 유래했으며, 영어로는 '수도사의 두건'이라고 부른다. 투구꽃은 미나리아재빗과(科)의 여러해살이풀로, 유럽에서 아시아에 걸쳐 북반구 온대지방을 중심으로 500종 이상 자생한다. 투구꽃은 청자색의 아름다운 꽃을 피우기 때문에 관상용으로 인기가 많지만, 투구꽃의 잎과 뿌리에 함유된 독성분은 아주 강력한 독성을 자랑한다.

이 때문에 오랜 옛날부터 투구꽃은 역사의 다양한 장면에서 암살용 꽃으로 맹활약했다. 고대 로마시대에는 황제 자리를 놓고 승계 다툼을 벌일 때 투구꽃을 이용해 라이벌을 암살하는 사건이 끊이지 않았다. 그런 이유로 투구꽃을 '계모의 독'이라고 불렀다.

일본에서도 오랜 옛날부터 암살에 투구꽃이 이용되었다는 역사적 기록을 볼 수 있다. 투구꽃의 뿌리를 말린 것을 부자(附子)라고 하는데, 심부전 등의 치료를 위한 한방약으로 사용되어 왔다. 나라(奈良) 시대에 편찬된 《양로율령(養老律令)》을 보면 '부자를 이용해 사람을 살해한 사람은 교수형에 처한다'고 기록되어 있다. 또한 홋카이도 원주민이었던 아이누족은 전통적으로 화살에 투구꽃 독을 발라 사냥을 했다.

투구꽃의 주요 독성분은 알칼로이드의 일종인 아코니틴이다. 아코니틴은 신경세포의 나트륨 통로를 열어 세포 속으로 나트륨이 유입되는 것을 촉진시킨다. 그 결과, 아세틸콜린의 분비가 억제돼 신경 전달이 방해를 받게 된다. 소량의 아코니틴은 진정 효과나 강심작용 등의 약리작용이 있지만, 과잉 섭취하면 입술 마비와 구토, 경련을 일으키고 지각

■■ 투구꽃 독의 작용

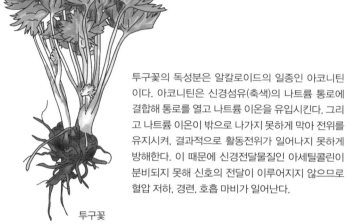

투구꽃

투구꽃의 독성분은 알칼로이드의 일종인 아코니틴이다. 아코니틴은 신경섬유(축색)의 나트륨 통로에 결합해 통로를 열고 나트륨 이온을 유입시킨다. 그리고 나트륨 이온이 밖으로 나가지 못하게 막아 전위를 유지시켜, 결과적으로 활동전위가 일어나지 못하게 방해한다. 이 때문에 신경전달물질인 아세틸콜린이 분비되지 못해 신호의 전달이 이루어지지 않으므로 혈압 저하, 경련, 호흡 마비가 일어난다.

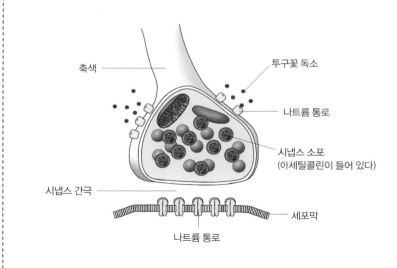

축색

투구꽃 독소

나트륨 통로

시냅스 소포
(아세틸콜린이 들어 있다)

시냅스 간극

세포막

나트륨 통로

신경이 마비되며, 호흡이 곤란해져 마침내 질식사한다. 아코니틴의 치사량은 한 사람당 2~3mg이며, 이 양은 투구 꽃잎 약 1g에 해당한다.

그러나 근대에 들어와 투구꽃을 독살할 목적으로 사용하는 일은 거의 없어졌다. 과학이 발달함에 따라 투구꽃의 독성분인 아코니틴을 손쉽게 밝혀낼 수 있기 때문이다. 게다가 투구꽃은 아주 쓴맛이 나기 때문에 음식물이나 음료수에 넣었을 때 상대가 금방 알아챌 가능성이 높다. 따라서 1986년에 일본에서 일어난 투구꽃을 이용한 보험금 살인 사건은 그만큼 사건을 수사하는 경찰의 허점을 찌른 사건이라고 할 수 있다.

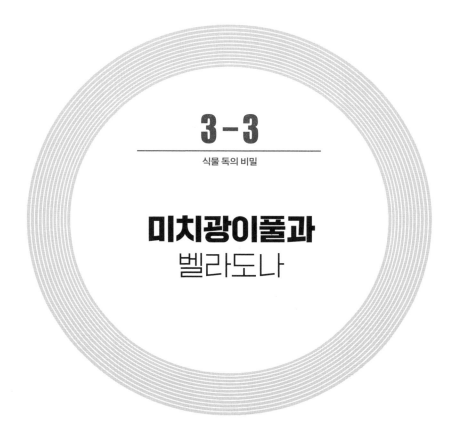

3-3

식물 독의 비밀

미치광이풀과
벨라도나

가짓과(科)에 속하는 유독식물인 미치광이풀은 어디에서나 흔히 볼 수 있는 풀이다. 짙은 보라색을 띤 종 모양의 꽃이 피는데, 미치광이풀이라는 괴상한 이름이 붙은 데에는 까닭이 있다. 미치광이풀은 맛과(科)의 식물인 도코로마와 뿌리의 생김새가 아주 비슷하다. 혹 실수로 잘못 먹으면 환각 증상이 나타나 미친 듯이 달린다고 해서 이러한 이름이 붙었다.

미치광이풀에도 아트로핀(atropine)이나 스코폴라민(scopolamine)과 같은 성분이 들어 있다. 한의학에서는 미치광이풀의 뿌리를 낭탕근(일본어로는 '로토콘'이라고 부른다)이라고 부르며, 위경련이나 천식, 신경통 등의 통증을 완화하고 경련을 누그러뜨리는 약으로 사용해 왔다. 아트로핀이나 스코폴라민에는 부교감신경의 활동을 억제하고, 동공 주위의 평활근을 이완시켜 동공을 확장시킴으로써 눈을 아름답게 보이게 하는 작용도 있어, 안약 성분으로도 이용해 왔다. 일본 안약 회사의 이름이 로토인 것은 바로 이런 이유 때문이다(그러나 현재 동공 확대에 이용되는 안약에는 아트로핀을 사용하지 않고 이보다 부작용이 적은 성분이 이용된다).

미치광이풀과 같은 작용을 하는 서양의 식물에는 벨라도나(bella donna)가 있다. 벨라도나는 '아름다운 부인'이라는 뜻이다. 꽃에 이런 이름이 붙은 까닭은 르네상스 시대의 귀부인들 사이에서 벨라도나의 즙액을 눈에 넣어 눈을 크고 맑게 보이도록 하는 것이 유행이었기 때문이다. 말할 필요도 없이 이는 벨라도나에 함유된 아트로핀의 작용 때문이다. 단, 아트로핀으로 커진 동공은 좀처럼 원상태로 돌아오지 않거나, 아트로핀의 과잉 투여로 인한 부작용으로 눈에 장애가 남는 경우도 적지 않았던 듯하다. 벨라도나 역시 미치광이풀과 마찬가지로 환각이나 착란 증상을 일으키며, 독살에 이용되어 온 식물로 유명하다.

벨라도나를 의학적인 치료에 이용하는 방법을 일본에 처음 소개한 이는 에도(江戸)시대 말기에 일본으로 건너온 독일 의사 필립 프랜츠 폰 시볼트(Philipp Franz von Sibolt, 1796~1866)다. 그는 벨라도나로 동공을

:: 아트로핀의 작용

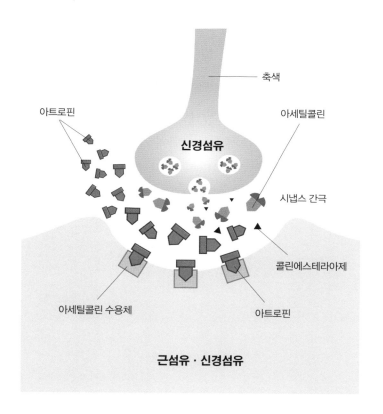

근섬유 · 신경섬유

미치광이풀이나 벨라도나에 들어 있는 아트로핀은 대표적인 유독 알칼로이드다. 아트로핀은 신경전달물질인 아세틸콜린과 화학구조가 아주 비슷하기 때문에 시냅스의 상대쪽 세포의 아세틸콜린 수용체에 아세틸콜린을 제치고 결합한다. 이로 인해 신호가 제대로 전달되지 않아 부교감신경의 활동이 억제되고, 평활근이 이완되기도 한다. 한편, 아트로핀은 아세틸콜린의 과잉작용을 억제하기 때문에 사린의 해독제로 응용되기도 한다.

확대시켜 안과 수술을 실시했다. 그러나 일본에 올 때 가져왔던 벨라도나의 양에는 한계가 있었다. 일본 안과 의사로부터 안과 수술을 위해 벨라도나를 나누어 달라는 부탁을 받은 시볼트는 "일본에도 벨라도나와 같은 풀이 있다"며 미치광이풀을 소개했다.

그러나 사실 미치광이풀과 벨라도나는 같은 가짓과의 식물이고 생리활성 독성분도 비슷하지만, 전혀 다른 식물이다. 하지만 시볼트의 착각으로 안과 치료에 미치광이풀을 이용할 수 있는 길이 열린 것만은 분명한 사실이다.

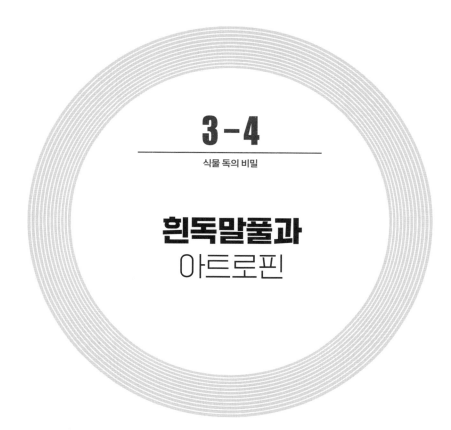

3-4

식물 독의 비밀

흰독말풀과
아트로핀

　가짓과의 식물은 전 세계에서 2,300여 종에 달하고, 식물 가운데에서도 그 종류가 많기로 유명하다. 또한 가짓과에 포함된 식물 중에는 유독식물들이 많다고 한다. 대표적인 것으로는 미치광이풀, 흰독말풀(만다라화), 벨라도나, 맨드레이크 등이 있으며, 이 식물들은 아트로핀이나 스코폴라민과 같은 알칼로이드 계열의 성분을 갖고 있다.

　그중에서도 흰독말풀은 예로부터 잘 알려진 유독식물이다. 일본 에도

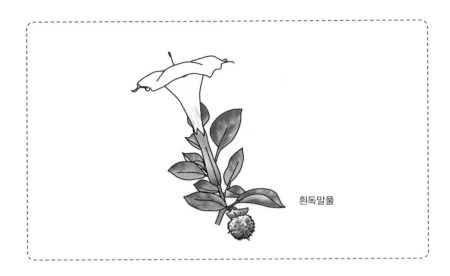

흰독말풀

시대의 저명한 의사였던 하나오카 세이슈(華岡靑洲, 1760~1835)*는 흰독
말풀의 잎을 주성분으로 한 전신 마취제를 고안한 사람으로 유명하다.

하나오카 세이슈는 이 실험을 자신의 아내에게 처음으로 실시했다.
마취제는 효과가 있었으나 후에 세이슈의 아내는 부작용으로 그만 눈
이 멀고 만다. 이 흰독말풀의 주성분이 바로 아트로핀과 스코폴라민
이다.

* **하나오카 세이슈**
일본 최초로 유방암 마취 수술
을 집도한 에도 시대의 외과의
사. 네덜란드에서 의학을 공부
한 후 고향(현재의 기노가와 시)
에서 개업했다. 수술 중 환자의
고통을 완화하기 위해 마취제
를 개발했으며, 그의 어머니와
아내가 마취제의 임상실험을
자원한 일화가 유명하다.

아트로핀과 스코폴라민은 신경전달물질인 아세
틸콜린과 비슷한 구조를 가진 물질이다. 이 물질들
이 몸속에 들어가면 부교감신경의 시냅스에서 아세
틸콜린 수용체와 결합하기 때문에 본래 신호를 전
달하는 아세틸콜린의 작용을 방해한다. 또한 이 물
질들은 혈액 뇌관문을 통과한다. 이로 인해 흰독말

풀에 의한 중독은 극심한 환각과 광조(狂躁, 몸이 괴로워서 어찌할 바를 몰라 미친 듯이 뒤척이는 증상) 상태, 혼수상태를 유발하는 경우가 있다.

아트로핀은 강한 독성을 지니고 있는 반면에, 신경이 흥분하는 것을 방해하는 작용이 있다. 그래서 위장의 긴장을 완화하는 진통제로 이용되는 한편, 사린의 해독제로도 이용된다. 사린은 아세틸콜린의 분해효소인 콜린에스테라아제와 결합하는 성질이 있다. 사린이 몸속에 들어오면 시냅스에서 분비된 아세틸콜린이 분해되지 않고 남기 때문에 흥분한 신경이 누그러들지 않아 호흡 마비와 같은 증상을 일으킨다. 이것이 사린 중독이다. 이때 아트로핀을 투여하면 아세틸콜린 수용체와 결합해 아세틸콜린에 의한 신호 전달을 방해하므로 사린에 대한 해독작용을 발휘하게 되는 것이다.

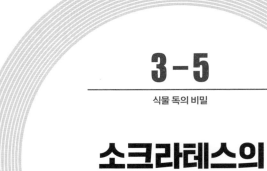

3-5

식물 독의 비밀

소크라테스의
독배는
독인삼이다

＊ **코니인**

알칼로이드의 일종으로 신경
독이다. 코니인이라는 이름은
독인삼(Conium maculatum)의
학명에서 유래한 것이다. 사람
의 치사량은 60~150㎎이다.
운동신경이 마비되기 시작하다
가 점차 중추신경이 억제된다.
코니인은 소화관에서 빠르게
흡수되기 때문에 중독 증상을
일으키고 나서 30분에서 1시간
이내에 죽는다.

독인삼은 한국이나 일본에서는 자생하지 않는
식물이므로 생소할 것이다. 그러나 유럽에서는 흔
하게 볼 수 있는 식물이다. 독인삼은 코니인(conine)＊
이라는 알칼로이드가 들어 있는 산형과(科)의 식물
로, 줄기의 높이가 2미터에 달하는 것도 있다.

독인삼은 그리스 로마 시대에 죄수가 독배를 마

150

시고 죽을 때 이용되던 식물이었다. 그늘에 말린 것을 분말로 만들어 물에 녹여 사용했다고 한다. 사형을 선고받은 그리스 철학자 소크라테스(Socrates, BC 469~BC 399)가 마셨던 독도 바로 이 독인삼이다.

독인삼 속에 들어 있는 코니인은 중추신경을 흥분시키고 호흡중추를 마비시킴으로써 구토와 호흡장애를 일으켜 죽음에 이르게 한다. 또한 신경과 근육의 접합부를 차단해 지각을 상실하게 만드는 작용이 있다. 독인삼을 먹으면 우선 팔다리의 말단 부위부터 마비가 시작된다. 그러나 의식은 잃지 않은 채 신체만 경직되다가, 마침내 횡격막의 근육이 마비돼 호흡곤란으로 질식사한다. 소크라테스의 제자인 플라톤(Platon, BC 428/427~BC 348/347)은 스승이 독배를 들었을 때의 모습을 다음과 같이 기록하고 있다.

소크라테스가 독배를 마신 후 독배를 건넨 사내는 소크라테스의 발을 강하게 누른 후 "감각이 있는가?"라고 물었다. 소크라테스가 "없다"고 대답하자, 남자는 정강이를 누르고 다시 감각이 있는지를 묻는다. 소크라테스는 이번에도 "없다"고 대답한다. 그러자 사내는 주위 사람들에게 "감각이 없는 증상이 점점 위로 올라가 점차로 몸이 차가워지고 경직돼 이것이 심장까지 이르면 죽는다"고 설명했다. 그 후 얼마 안 있어 복부가 차가워지고, 곧이어 소크라테스는 절명했다고 플라톤은 전하고 있다.

유럽에서는 독인삼을 쉽게 구할 수 있고, 독인삼을 갈아 으깨거나 가공하는 것 역시 어렵지 않았다. 게다가 죽을 때 고통이 그다지 심하

지 않기 때문에 자살이나 사형에 자주 사용되었다. 일설에 따르면, 사
형 집행관들은 독인삼에 아편을 섞어 모르핀 작용으로 고통을 없앴다
고도 한다.

3-6

아름다운 꽃에는 독이 있다
- 석산, 수선화

흔히 '아름다운 꽃에는 독이 있다'고 하는데, 천계의 꽃으로 알려진 석산(만주사화) 역시 마찬가지다. 석산의 일본명은 '히간바나'로, 이는 곧 저승꽃이라는 뜻이다. 석산은 죽은 자의 꽃, 지옥 꽃이라는 불길한 별명도 갖고 있는데, 이는 잎이 나오기 전에 붉은 꽃을 피우는 석산의 모습이 어딘가 으시시한 이미지를 연상시키기 때문인지도 모른다. 하지만 가을날 산기슭에 석산이 흐드러지게 피어 있는 모습은 너무 아름다

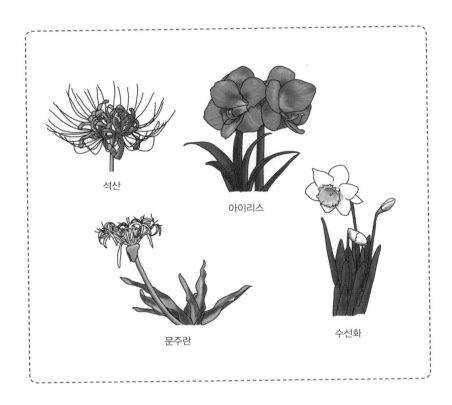

석산

아이리스

문주란

수선화

워 마치 다른 세상에 와 있는 듯한 느낌을 준다.

그러나 석산에는 리코린(lycorin)이라는 알칼로이드가 들어 있어 석산의 인경(鱗莖, 비늘줄기)*을 많이 먹으면 중추신경이 마비돼 죽을 수 있다. 한편, 석산의 인경은 예로부터 민간요법에서 약으로 많이 이용되어 왔다. 손발이 트거나 창에 찔린 데에는 석산의 인경을 갈아 습포하고, 소량을 쪄서 구토를 일으키게 하는 구토제로도 이용했다. 그 밖에도 신장염이나 류머티즘, 백선 등의 치료에도 이용되었다. 이처럼

＊ 인경

양파처럼 두꺼운 비늘 조각들이 겹쳐져 둥근 모양을 이룬 비늘줄기. 땅속줄기에 붙은 잎들이 많은 양분을 저장하고 있어 비대해진 것으로, 백합이나 석산에도 있다.

154

아름다운 꽃에는 독이 있지만, 이 독은 동시에 약이기도 하다.

그 외에도 수선화나 아마릴리스, 문주란 등 수선화과에 속하는 식물들은 각각 유독한 알칼로이드를 갖고 있다. 아주 많이 먹지 않는 한 생명에는 지장이 없는데, 때때로 잘못 먹어서 식중독 사고가 일어나는 경우가 있다. 2006년 봄에도 일본 홋카이도에서 수선화를 부추로 착각해 먹은 여성이 구토와 두통과 같은 식중독 증상을 일으켰다는 뉴스가 보도되었다.

수선화는 얼핏 보면 부추와 비슷하지만 수선화는 부추 특유의 냄새가 나지 않는다. 그리고 수선화에는 인경이 있지만 부추에는 없다.

3-7

식물 독의 비밀

원주민의
화살 독에서 탄생한
근육 이완

콜럼버스(Christopher Columbus, 1451~1506)가 아메리카 대륙을 발견한 이후 유럽의 수많은 탐험대들이 신대륙 탐험을 위해 나섰다. 그러나 이들 탐험대는 남미의 아마존 강이나 오노리코 강 유역의 탐험에서 수많은 고초를 겪어야 했다. 그중에서 가장 두려웠던 것은 원주민들의 독화살 공격이었다. 이 화살에 묻혀 있던 독이 바로 '쿠라레(curare)'다.

쿠라레는 현지어로 '새를 죽이다'라는 의미로, 오랫동안 남미 인디오들 사이에서 사냥을 위해 사용되어 온 독이다. 이 독을 바른 화살에 맞으면 근육이 이완돼 움직일 수 없게 되고, 마침내는 호흡을 할 수 없어 죽게 된다. 심한 통증 없이 조용히 숨을 거두기 때문에 '조용한 살인자(silent killer)'라고도 부른다.

쿠라레는 방기과(科)나 부들레이아속(屬) 등에 속하는 덩굴식물의 나무껍질로 만든다. 단, 그 제조법은 부족에 의해 비밀리에 전해진다고 한다. 쿠라레의 독성분이 투보쿠라린(tubocurarine)이라는 사실이 밝혀진 것은 20세기 중반에 이르러서였다. 투보쿠라린은 신경전달물질인 아세틸콜린 분자가 2개 결합한 모양을 한 큰 분자다. 아세틸콜린과 비슷한 구조를 갖고 있어서, 아세틸콜린을 대신해 골격근 수용체와 결합한다. 때문에 아세틸콜린의 작용이 방해를 받아 근육으로 가는 신호 전달이 중단되고 골격근이 마비된다. 쿠라레는 위액에 의해 분해되기 때문에 소화관에서는 거의 흡수되지 않는다. 그러므로 쿠라레로 사냥한 동물을 먹어도 독이 퍼지는 일은 없다. 또한 분자가 커서 혈액 뇌관문을 통과하지 못하므로 뇌 속으로 침입하는 일도 없다.

이와 같은 쿠라레의 작용을 의학적으로 이용하려고 생각했던 이가 캐나다의 그리피스와 존슨이다. 그들은 근육을 이완시키는 쿠라레의 작용에 주목해, 수술할 때 근육 경련을 막는 근육 이완제로 쿠라레를 사용했다. 쿠라레를 적량 투여하면 환자의 근육이 이완되기 때문에 개복수술을 하기에 편했던 것이다. 현재는 천연 쿠라레가 귀해서 비싸기 때문에 인공적으로 합성된 근육 이완제를 사용하고 있지만, 원주민의

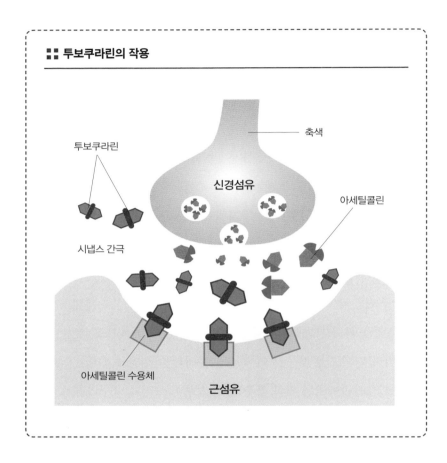

투보쿠라린의 작용

투보쿠라린

축색

신경섬유

아세틸콜린

시냅스 간극

아세틸콜린 수용체

근섬유

화살 독이었던 쿠라레가 없었다면 근대의학의 발전은 있을 수 없었다는 점만은 분명한 사실이다.

담배 한 갑, 성인의 니코틴 치사량

최근 들어 담배의 유해성에 대한 우려가 점점 커지면서, 금연 열풍과 더불어 흡연자들이 설 자리를 점점 잃고 있다. 그러나 담배는 원래 아메리카 원주민들에게는 일종의 영약으로 여겨지던 것으로, 그들은 담뱃잎을 태움으로써 신에게 좀 더 가까이 갈 수 있다고 믿었다. 담배는 15세기 콜럼버스에 의해 유럽에 전해졌는데, 그 당시에도 담배는 천식, 두통, 통풍 등에 효과적인 약용식물로 소개되었다.

그러나 그 후 담배는 기호품이 되었고, 17세기 영국에서는 담배가 건강에 좋다는 얘기는 잘못되었으며, 오히려 뇌에 해롭고 폐에 나쁜 영향을 주기 때문에 지나치게 피우면 죽는다는 주장까지 나오게 되었다. 쿠라레처럼 독으로 사용되고 있던 것이 의학에 이용된 것과는 반대로, 담배는 현지에서 약으로 사용되던 것이 서양에서는 독으로 여겨지게 된 것이다.

담배는 가짓과의 식물로, 주성분인 니코틴(nicotine)은 알칼로이드의 일종이다. 엷은 황색을 띤 액상 화합물인 니코틴은 중추신경과 말초신경을 흥분시키는 작용이 있으며, 머리가 멍할 때는 신경을 각성시켜 주고, 초조할 때는 마음을 진정시켜 주는 효과가 있다. 그러나 중독성이 강해 끊고 싶어도 좀처럼 끊기 힘들다. 또한 클로드 베르나르(Claude Bernard, 1813~1878)의 실험에 의하면, 니코틴은 독성이 강해 고양이의 다리에 상처를 내고 그 부위에 니코틴 두 방울을 떨어뜨렸더니 고양이가 그만 경련을 일으키며 죽었다고 한다.

니코틴에 중독이 되면 호흡이 거칠어지고 혈압이 상승하며, 현기증과 탈력감, 시청각 장애, 정신착란을 일으킨다. 증세가 진행되면 혈압이 내려가고 호흡곤란이나 실신, 경련 등을 일으킨다. 니코틴이 생체에 미치는 작용은 복잡하지만, 주된 작용은 시냅스에 작용해 아세틸콜린의 활동을 방해하는 것을 들 수 있다. 이로 인해 근육이 이완되어 횡격막과 호흡근 마비가 일어나 호흡장애를 일으키고, 자율신경이나 중추신경에도 복잡한 영향을 미친다.

:: 니코틴의 작용

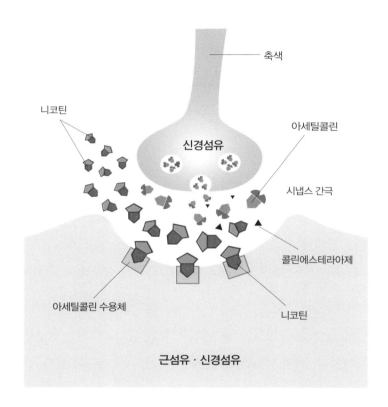

축색

니코틴

아세틸콜린

신경섬유

시냅스 간극

콜린에스테라아제

아세틸콜린 수용체

니코틴

근섬유 · 신경섬유

담배에 들어 있는 니코틴은 알칼로이드의 일종으로, 신경을 흥분시키거나 진정시킨다. 이는 니코틴이 신경섬유 말단의 시냅스에서 신경전달물질인 아세틸콜린 수용체와 결합하기 때문이다. 니코틴은 아세틸콜린 수용체와 결합해 자율신경을 흥분시키고, 그 후에는 아세틸콜린 수용체와 결합한 채 신호가 전달되는 것을 계속 차단하므로 진정작용을 한다.

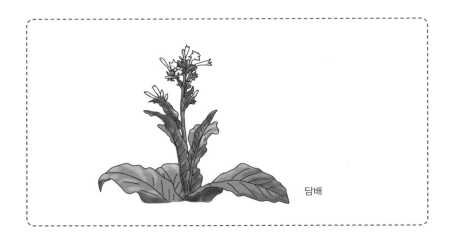

담배

성인 남성의 경우 니코틴 치사량은 20~30mg이며, 이는 담배 20개비분에 해당한다. 골초라면 20개비가 결코 많지 않은 양일 수도 있지만, 같은 양의 담배를 피웠을 경우에는 죽을 수도 있다. 때때로 어린아이들이 담배를 먹는 사고가 발생하는데, 유아의 경우에는 2개비를 피우면 목숨을 잃는다.

담뱃잎을 분말로 만들어 증류한 후 황산으로 농축시킨 황산니코틴은 식물한테는 해가 없지만, 동물에게는 강한 독성을 발휘한다. 그래서 농업용 살충제로 이용해 왔다. 또한 담배 밭에 비가 내리면 잎에서 니코틴이 스며 나오므로, 수확 작업 시 니코틴이 피부로 흡수될 위험성도 있다.

참고로, 담배에는 니코틴 이외에도 타르라는 유해 성분이 있다. 타르는 발암물질인 벤조피렌(benzopyrene)을 비롯한 여러 물질들로 이루어져 있으며, 연기와 함께 인후와 기관의 점막으로 흡수된다. 또한 담배

연기에 들어 있는 일산화탄소는 혈액 속의 산소 부족을 일으켜 순환기 (循環器)에 부담을 준다.

　이처럼 담배가 인체에 유해하다는 것은 분명한 사실이며, 앞에서 이 야기한 것처럼 니코틴에는 마약과 같은 중독성이 있으므로 좀처럼 끊 기 어렵다. 그래서 최근에는 니코틴 패치처럼 피부로 니코틴을 흡수해 서서히 담배의 양을 줄이는 방법이 주목을 받고 있다.

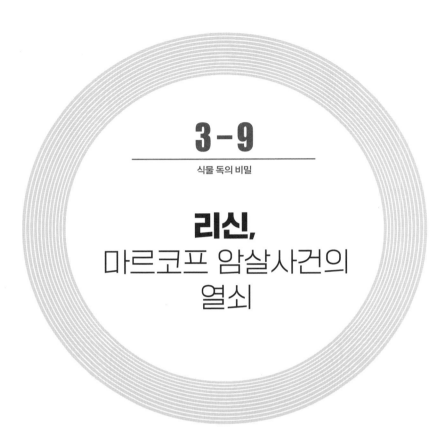

3-9

식물 독의 비밀

리신,
마르코프 암살사건의
열쇠

1978년 9월 7일 저녁 무렵, 불가리아의 반체제 인사인 게오르기 마르코프(Georgi Markov)는 런던의 BBC 방송국으로 가기 위해 국립극장 옆을 지나고 있을 때 오른쪽 허벅지에 날카로운 통증을 느꼈다. 무심코 뒤를 돌아보니 낯선 남자가 들고 있던 우산 끝이 그의 다리를 찌른 듯했다. 통증은 금방 사라졌고, 마르코프는 그대로 방송국에 도착해 무사히 일을 마쳤다. 그리고 그 일은 완전히 머릿속에서 잊혀졌다.

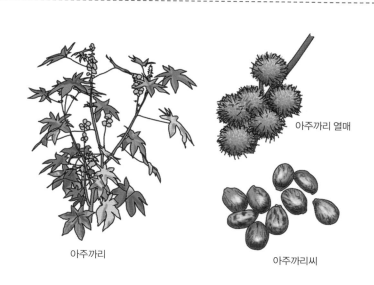

아주까리 열매

아주까리

아주까리씨

대극과에 속하는 아주까리는 열대지방에 자생하는 식물이다. 이 씨에서 짜낸 것이 이른바 피마자유(油)로, 설사제로 잘 알려져 있다. 피마자유를 짜고 남은 찌꺼기에는 맹독 리신이 들어 있다. 리신은 당단백질로 세포 속에서 단백질 합성을 담당하는 리보솜에 작용해 단백질 합성을 방해한다. 세포 독성이 있으며, 경련, 구토 등을 일으킨다.

그런데 다음날 새벽 그는 고열에 시달렸고 자리에서 일어날 수가 없었다. 증상은 더욱 악화돼 병원으로 옮겼을 때는 이미 백혈구가 급속하게 증가해 패혈증으로 발전해 있었다. 그리고 달리 손을 쓸 도리도 없이 4일 후에 마르코프는 숨을 거두고 말았다.

그의 죽음에는 미심쩍은 부분이 많아 사체를 해부한 결과, 마르코프의 대퇴부에서 직경 1.5mm의 금속 탄알이 발견되었다. 이 금속 탄알에는 작은 구멍이 나 있었고, 놀랍게도 탄알 내부에서 독약이 검출되었다. 독약을 분석한 결과, 대극과(科)의 식물인 아주까리씨에서 추출한 맹독 단백질인 '리신(ricin)'이라는 사실이 밝혀졌다.

마르코프는 불가리아 공산당 간부의 부패를 규탄했다는 이유로 추방당한 인물이었다. 그러나 그는 망명국인 영국에서도 라디오 방송 등을 통해 고국의 당 간부들에 대한 비판을 계속했다. 마르코프의 죽음은 이런 그의 활동을 달갑지 않게 여기던 당 간부가 보낸 킬러에 의한 암살이라는 소문이 돌았다.

리신은 지상 최강의 독이라고 하는 보툴리누스균에 필적할 만한 강한 독성을 갖고 있다. 인체의 추정 최저 치사량은 체중 1kg당 0.03mg이다. 그러나 보툴리누스균처럼 독소가 신경에 작용하지 않고 리보솜* RNA의 염기 일부를 절단해, 단백질이 합성되는 것을 방해함으로써 생체의 세포사(細胞死)를 일으킨다. 이와 같은 메커니즘으로 작용하는 독으로는 리신 외에도 장관 출혈성 대장균(O-157)이 만들어내는 베로 독소가 있다.

리신은 즉효성이 있는 신경 독과 달리, 복용하고 나서 어느 정도 시간이 흐른 뒤에 그 효과가 나타난다. 투여량과 투여 방법에 따라 다르기는 하겠지만, 호흡곤란, 발열, 기침, 구역질, 신체 경직 등이 일어나고, 티아노제**, 혈압강하를 거쳐 죽음에 이르기까지 36시간에서 72시간 정도 걸린다. 리신은 매우 안정된 물질로 손에 넣기 쉬우며, 에어로졸(밀폐된 용기에 액화 가

* **리보솜**
세포질 속에서 단백질 합성을 담당한다.

** **티아노제**
혈액 속의 산소 부족으로 일어나는 현상. 모세혈관 속의 적혈구가 산소를 빼앗겨, 피부와 점막이 자주색으로 변하는 현상을 가리킨다.

166

스와 함께 봉입한 액체나 미세한 가루 약품을 가스의 압력으로 뿜어내어 사용하는 방식)로 살포할 수 있어 화학병기로 이용될 우려도 있다.

2003년 가을에 백악관 앞으로 온 편지에서 파우더 형태의 물질이 검출돼 조사한 결과, 리신이라는 사실이 밝혀졌다.

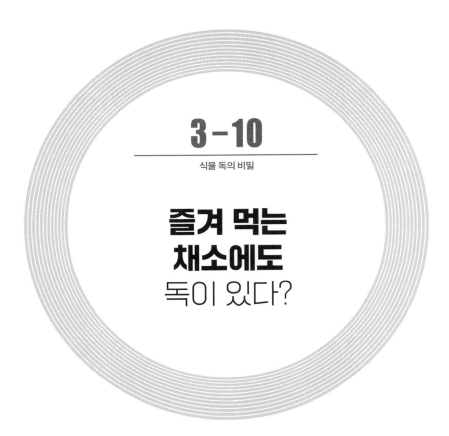

3-10

식물 독의 비밀

즐겨 먹는
채소에도
독이 있다?

우리들이 즐겨 먹는 채소 중에도 제대로 조리하지 않으면 독이 되는 것이 있다. 예를 들어, 감자를 조리할 때 싹이 난 부위는 도려내라고 하는데, 이는 감자의 싹과 껍질에 솔라닌(solanine)이라는 알칼로이드가 들어 있기 때문이다. 솔라닌을 많이 먹으면 구토와 설사가 나고, 심한 경우에는 호흡곤란을 일으키는 경우도 있다.

감자의 종류에 따라 다르기는 하지만, 감자에는 무게당 약 0.02%의

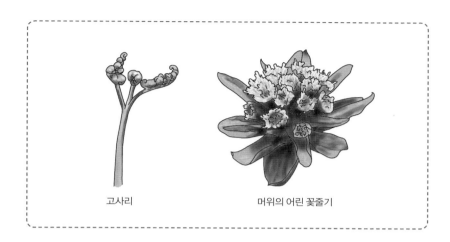

고사리   머위의 어린 꽃줄기

솔라닌이 들어 있으며, 솔라닌의 치사량은 체중 1kg당 200mg이라고 한다. 즉 체중 50kg의 사람이라면 10kg 정도의 감자를 먹어야 죽는다는 계산이 나온다. 그렇지만 1969년에 런던의 한 초등학교에서 급식으로 나온, 오래된 감자를 먹은 학생들 중 78명이 쓰러져 17명이 입원하고 3명은 중증이었던 사건이 발생했다. 또한 한국전쟁 때 오래된 감자를 먹은 북한 주민들 다수가 목숨을 잃은 사건도 있었다.

감자 외에도 잘못 조리하면 독이 되는 나물로는 고사리가 있다. 고사리에는 프타퀼로사이드(ptaquiloside)라는 알칼로이드가 들어 있다. 프타퀼로사이드에 열을 가하거나 약알칼리성으로 만들면 제논이라는 물질이 만들어지고, 이것이 DNA 속의 구아닌(guanine)[*]과 결합하면 돌연변이를 일으켜 암세포가 될 수 있다는 사실이 밝혀졌다. 고사리가 자생하는 목장에서 방목하는 소의 방광에는 종양이

> **＊구아닌**
> 유전자 DNA의 4가지 염기, 즉 아데닌, 구아닌, 티민, 시토신 중 하나. 유전 정보는 이 4가지 염기가 배열된 순서를 의미한다. 3가지의 염기가 하나의 아미노산을 특정한다.

잘 생긴다는 보고도 있다.

그렇다면 고사리를 먹어서는 안 되느냐 하면 그렇지는 않다. 예로부터 고사리를 조리할 때에는 충분히 물에 담가 떫은맛을 우려낸 후 요리를 해 왔다. 떫은맛을 우려내면 제논이 물과 반응해 프테로신(pterosin)이라는 물질로 바뀌면서 구아닌과 결합하지 않으며, 동시에 발암성도 사라진다. 전통적인 조리법의 대부분은 이처럼 과학적인 근거가 있는 경우가 많다.

또한 머위의 어린 꽃줄기에는 간 장애를 일으키는 피롤리딘(pyrrolidine) 계열의 알칼로이드가 들어 있지만, 이 역시 수용성이므로 고사리와 마찬가지로 물에 담가 충분히 떫은맛을 우려내면 독성분의 대부분이 없어진다.

피롤리딘 계열의 알칼로이드가 들어 있는 식물로는, 한때 청즙의 원료로 사용되는 등 건강 채소로 알려졌던 콘프리(유럽의 전통적인 약초)가 있다. 현재는 그 독성이 밝혀져 식품으로 판매하는 것이 금지되었으며, 가축 사료용으로도 사용하지 않는 편이 좋다고 한다.

매실의 경우, 예로부터 풋 매실을 날것으로 먹어서는 안 된다는 말이 있는데, 이는 매실에 함유돼 있는 아미그달린(amygdalin)이라는 청산배당체(靑酸配糖體)와 엠루신이라는 효소 때문이다. 청산배당체란 효소의 분해에 의해 시안화가스(청산가스)를 배출하는 물질이다. 최근에는 아미그달린에 항암작용이 있다는 주장도 나오고 있지만, 아직 과학적인 근거는 희박하며, 오히려 아미그달린이 들어간 건강식품을 많이 섭취해

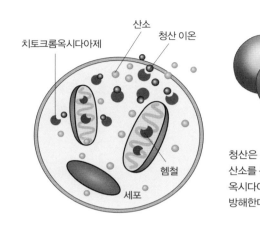

청매에 들어 있는 청산의 작용

치토크롬옥시다아제

산소

청산 이온

헴철

세포

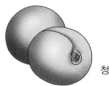

청매

청산은 세포 속 미토콘드리아에 산소를 운반하는 효소인 치토크롬옥시다아제와 결합해 세포 호흡을 방해한다.

건강상에 피해를 입은 사례가 더 많이 보고되고 있다.

청산은 세포 속 미토콘드리아에 있는 헴철(heme iron)에 산소를 운반하는 효소와 결합함으로써 세포 호흡을 방해한다. 심한 경우에는 경련을 일으켜 호흡이 정지돼 죽는 경우도 있다. 그러나 청매의 치사량은 어린아이의 경우 100개 정도이므로 실수로 몇 개 먹었다고 해서 죽지는 않는다. 또한 익은 매실이나, 가열하거나 알코올을 넣거나(매실주) 말리면(매실장아찌) 아미그달린이 분해되므로 독성도 사라진다.

아미그달린은 살구 씨나 복숭아씨, 비파나무 씨에도 들어 있다. 기침을 멎게 하는 효과가 있는 행인수(杏仁水)는 살구 씨로 만드는데, 이 행인수도 너무 많이 마시지 않는 한 청산 중독에 걸릴 위험은 없다.

아이들은
왜 피망을 싫어할까?

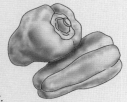

아이들이 싫어하는 채소의 순위를 매겨 보면, 으레 피망이 높은 순위를 차지한다. 요즘 피망은 품종개량을 한 덕분에 과거에 비하면 단맛이 많이 나지만, 그래도 피망의 쓴맛을 싫어하는 아이들이 많다.

사실 피망을 싫어하는 것은 아이들뿐만이 아니다. 포유동물 중 피망을 먹는 동물은 오직 사람뿐이며, 소나 말, 염소나 양들도 피망을 싫어하기는 마찬가지다.

피망의 쓴맛은 알칼로이드 성분 때문이다. 앞에서 가짓과의 식물에는 알칼로이드를 다량 함유한 유독식물이 많다고 했는데, 피망 역시 이 가짓과에 속한다. 피망 중 알칼로이드의 함유량이 가장 많은 것은 녹색 피망이며, 빨간색 피망이나 노란색 피망은 비교적 적은 편이다. 참고로, 녹색 피망은 덜 익은 것이며, 완전히 익으면 빨간색이나 노란색, 오렌지색으로 바뀐다.

어쨌든 피망의 알칼로이드 함유량은 아주 소량이므로, 통상적으로 먹는 양 정도라면 걱정하지 않아도 된다. 또한 피망의 알칼로이드는 기름에 녹기 때문에, 볶아서 먹으면 쓴맛이 많이 사라진다.

본래 동물에게 '쓴맛'이라는 미각은 독인지 아닌지를 판단하는 지표였다. 동물들은 본능적으로 '쓴맛 = 독'으로 보고 쓴맛이 나는 잎은 먹지 않았다. 아이들의 미각에도 이런 독을 피하려는 본능이 있는 것이다('좋은 약이 입에 쓰다'는 것도 약 = 독이므로 당연한 말이다).

그런데 어른이 되면 미각이 점점 둔해져 쓴맛을 잘 느끼지 못하게 된다. 최근의 게놈 연구에 따르면, 다른 영장류에 비해 쓴맛을 느끼는 사람의 유전자에 현저한 퇴화현상이 보인다고 한다. 이는 뇌가 발달함에 따라 미각으로 독을 판별해야 할 필요성이 점차 사라지고 있다는 사실을 반증하고 있는지도 모른다.

가을가지를 며느리에게 주면
안 되는 이유

　'가을가지를 며느리에게 주지 마라'는 옛 속담은 크게 두 가지 의미로 해석된다. 하나는 속까지 익은 가을가지는 매우 맛있기 때문에 며느리에게 주기 아깝다는, 소위 시어머니의 심술과 관련된 해석이다. 또 하나는 가을가지를 먹으면 몸이 냉해져 며느리의 몸에 좋지 않으며, 특히 임신 중에는 냉증으로 인해 유산될 수도 있으므로 며느리의 건강을 걱정한 해석이다. 과연 둘 중 어떤 해석이 옳을까?

　앞에서 가짓과 식물에는 알칼로이드가 들어 있는 유독식물이 많다고 했다. 또 가지는 보통 익을 때까지 기다리지 않고 덜 익은 상태에서 수확한다. 이는 피망 역시 마찬가지인데, 이처럼 덜 익은 상태에서 수확하는 미숙과(未熟果)에는 알칼로이드를 비롯한 천연 독성분이 다 익은 상태에서 수확하는 완숙과(完熟果)보다 많이 들어 있다. 즉 독성이 강하다.

　이 속담이 언제 만들어졌는지는 정확히 알 수 없지만, 적어도 오늘날과 같은 가지의 품종개량이 이루어지기 전에 만들어진 것으로 여겨진다. 그렇다면 당시의 가지는 지금의 가지와 비교할 때 떫은맛이 강하고, 따라서 천연 독성분도 지금의 가지보다 많았을 것이다.

　이런 점을 고려한다면, '가을가지를 며느리에게 주지 마라'는 속담은 독성분이 있는 가지를 자칫 몸이 냉해지기 쉬운 가을에 먹는 것은 며느리의 건강에 좋지 않다고 생각해 만든 속담으로 해석하는 것이 자연스러울 듯하다.

양배추 밭에
배추흰나비가 많은 이유

누에는 비단의 원료가 되는 생사를 만든다. 바로 그 누에의 먹이가 뽕잎이다. 그런데 뽕잎을 먹는 곤충은 누에 외에는 없다. 뽕나무의 잎맥에 들어 있는 유액에는 당과 비슷한 알칼로이드 성분과 고분자의 대충인자(對蟲因子)가 다량 들어 있어, 누에 이외의 곤충이 먹으면 강한 독성과 성장 저해 활성을 보이기 때문이다. 뽕잎을 주식으로 삼지 않는 유충이 뽕잎을 먹으면 죽는 경우도 있다.

그러나 누에는 진화하면서 뽕나무가 오랜 세월에 걸쳐 형성한, 벌레에 대한 방어기구인 뽕나무 독에 내성을 갖게 되었다. 이런 까닭에 다른 벌레들이 먹기

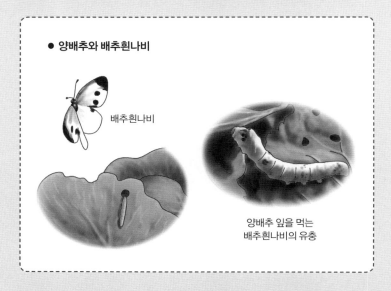

● **양배추와 배추흰나비**

배추흰나비

양배추 잎을 먹는
배추흰나비의 유충

꺼리는 뽕잎을 독점할 수 있었다.

이와 비슷한 예로 양배추와 배추흰나비의 유충을 들 수 있다. 양배추 잎에는 시니그린(sinigrin)이라는 배당체가 들어 있는데, 이것이 효소에 의해 분해되면 아릴카라시유(油)라는 매운맛을 내는 성분으로 변한다. 시니그린은 양배추와 같은 십자화과(科)에 속하는 고추냉이나 무, 물냉이에도 들어 있으며, 곤충을 가까이 다가오지 못하게 만들거나 항곰팡이·항균 작용을 한다. 따라서 양배추를 즐겨 먹는 곤충은 거의 없다.

그런데 배추흰나비 유충은 진화 과정에서 시니그린이 들어 있는 양배추를 과감히 먹이로 삼는 길을 선택했다. 그 결과, 다른 곤충들과 먹이를 둘러싸고 경쟁할 필요가 없어졌다. 덕분에 우리는 양배추 밭에서 언제나 배추흰나비가 날아다니는 풍경을 볼 수 있게 되었다.

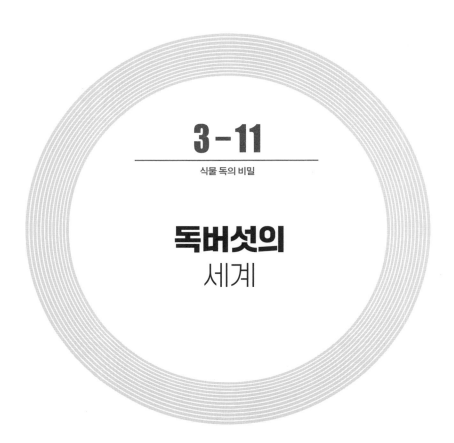

독버섯의
세계

　해마다 가을이 되면 독버섯을 먹고 중태에 빠졌다는 사건사고를 알리는 뉴스가 곧잘 보도된다. 예로부터 독버섯과 식용버섯을 구분하는 방법에는 다양한 속설들이 난무한다. 지나치게 색깔이 화려한 버섯에는 독이 있다든가, 자루가 세로로 찢어지는 버섯에는 독이 없다든가, 벌레가 먹은 버섯이라면 사람이 먹어도 괜찮다는 등의 이야기를 들은 적이 있는 분도 있을 것이다. 그러나 이런 말들은 모두 과학적인 근거가

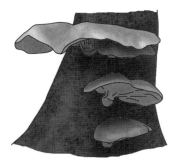

화경버섯
표고버섯이나 느타리버섯과 비슷해
착각하기 쉽다.

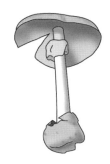

독우산광대버섯
자루 아랫부분에 마치 봉오리처럼
볼록한 부분이 있는 것이 특징이다.

없는 속설에 지나지 않는다.

　독버섯과 식용버섯은 각기 그 종류와 판별법을 하나씩 끈기있게 익혀

가는 수밖에 없다고 말해도 좋으리라. 전문가라고 해도 때로는 오판하

는 경우가 있다. 버섯에 의한 중독은 천연 독에 의한 중독 사례 중 70%

를 차지하며, 사망 사건의 60%를 차지할 정도로 아주 위험하다. 그러

므로 만약 독버섯인지 의심스럽다면 절대 먹지 않는 것이 상책이다.

　그런데 독버섯이라고 해도 버섯의 종류에 따라 독의 성분이 다르다.

　① 구토나 설사 등 위장장애를 보이는 것(화경버섯, 담갈색송이, 노랑싸

리버섯 등), ② 복통과 설사, 탈수 증상, 간과 신장기능 장애를 일으키

는 것(독우산광대버섯, 알광대버섯, 흰알광대버섯, 독황토버섯 등), ③ 신경계

에 작용해 실신이나 과도한 흥분, 환각이나 정신착란 등을 일으키는

것(땀버섯, 깔때기버섯, 마귀광대버섯, 환각버섯, 목장말똥버섯 등)으로 나눌 수 있다.

그중에서도 가장 문의가 많은 버섯이 위장장애를 일으키는 화경버섯이다. 화경버섯은 식용버섯인 표고버섯이나 느타리버섯과 모양이 비슷해 실수로 캐는 경우가 많다. 화경버섯에는 일루딘 S(illudin S), 일루딘 M(illudin M)이라는 유독 성분이 들어 있는데, 이것이 소화기관에 출혈성 염증을 일으키고, 심한 설사와 구토, 심근장애나 순환부전(循環不全, 심장이나 혈관 계통의 기능장애로 몸 안의 장기와 조직에 필요한 피를 질량적으로 충분히 보내지 못하는 상태)을 일으킨다.

또한 ②에 속하는 독우산광대버섯, 알광대버섯, 흰알광대버섯은 아주 강한 독성을 갖고 있어 '맹독성 3인방'이라고도 한다. 특히 독우산광대버섯은 영어로는 '죽음의 천사(Destroying Angel)'라고 부를 정도로 위험한 버섯이다. 이들 독버섯에는 아마톡신류(amatoxins)나 팔로톡신류(phallotoxins)와 같은 펩티드 계열의 맹독물질이 들어 있다. 이 물질들은 세포 내의 RNA 합성을 막아 단백질이 합성되지 못하도록 방해한다. 순간의 실수로 이것을 먹으면 콜레라 증상과 같은 심한 설사를 일으키고, 수일 내에 간과 신장의 기능장애를 일으키며, 심한 경우에는 죽을 수도 있다.

①과 ②의 독버섯들이 세포 독성을 가지는 데 비해, ③의 독버섯들은 신경에 작용하는 독을 갖고 있다. ③의 독버섯은 독의 유형에 따라 땀버섯, 깔때기버섯과 같은 무스카린유형, 환각버섯과 같은 환각성 물

:: 신경계에 작용하는 독버섯

무스카린유형

●**땀버섯** : 땀버섯속(屬)이나 깔때기속(屬)의 버섯에 들어 있는 무스카린은 부교감신경을 자극해 땀이 많이 나게 한다.

환각성 물질유형

●**환각버섯** : 환각버섯에 들어 있는 사일로시빈(psilocybin)이 환각 등의 의식장애와 정신착란이나 발열과 같은 증상을 일으킨다. 매직 머시룸(magic mushroom, 환각버섯의 일종)이라고 부르는 버섯류도 같은 부류다.

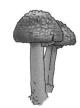

아트로핀유형

●**광대버섯** : 버섯에 들어 있는 이보텐산(ibotenic酸)의 분해물질이 신경을 흥분시키는 작용이 있다. 환각 증상이 나타나거나 땀, 침, 눈물이 분비되고, 혈압저하, 시력장애를 동반하는 경우도 있다.

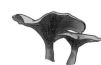

사지말단홍통유형

●**독깔때기버섯** : 여러 종의 알칼로이드를 함유한 일본 특산의 맹독 버섯. 중독 증상이 오랫동안 지속된다. 먹은 후 약간의 잠복기간을 거치며 손가락과 발가락의 끝이 빨갛게 부어오르고 심한 통증이 1개월 이상 지속된다. 중독 성분은 아직 명확하게 밝혀지지 않았다.

안타부스군유형

●**두엄먹물버섯** : 위장장애를 일으키는 성분과는 별도로, 두엄먹물버섯에 들어 있는 코프린(coprine)이 알코올 대사과정에서 아세트알데히드(acetaldehyde)의 분해를 방해하므로, 술과 함께 먹으면 심한 숙취 증상과 같은 중독 증상이 나타난다.

질유형, 광대버섯과 같은 아트로핀유형, 독깔때기버섯처럼 손가락이나 발가락 끝이 붉어지고 화상을 입은 것처럼 심한 통증이 있는 사지말단 홍통(紅痛)유형, 두엄먹물버섯과 같은 안타부스군유형 등으로 나눌 수 있다.

무스카린(muscarine)은 아세틸콜린과 아주 비슷한 알칼로이드로, 무스카린성 아세틸콜린 수용체와 결합한다. 부교감신경을 자극해 땀과 눈물의 분비가 심해지고, 심한 경우에는 복통과 호흡곤란을 일으킨다. 이 유형의 버섯에 중독되었을 경우에는, 부교감신경을 억제하는 작용이 있는 아트로핀을 해독제로 사용한다.

술과 함께 먹으면 숙취를 일으키는
두엄먹물버섯

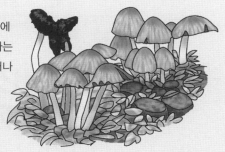

두엄먹물버섯은 봄부터 가을에 걸쳐 풀밭이나 밭에 무리지어 나는 회백색의 버섯이다. 지면에 피어나기가 무섭게 하룻밤 사이에 갓이 검어지며 녹아내리기 때문에 하룻밤버섯(일본명)이라고 부르기도 한다

두엄먹물버섯은 사실 독버섯이 아니고 식용버섯이다. 국거리로 하거나 초무침 해서 먹어도 맛있다. 단, 두엄먹물버섯을 먹을 때 한 가지 유의할 점은 절대로 술과 같이 먹어서는 안 된다는 것이다.

두엄먹물버섯에 들어 있는 코프린이라는 성분은 소화관 안에서 아미노시클로프로판올이라는 물질로 분해된다. 이 물질은 알코올에서 생성되는 아세트알데히드를 분해하는 효소의 활동을 방해한다. 이로 인해 아세트알데히드가 분해되지 않고 혈액 속에 쌓여, 숙취와 같은 증상을 일으키는 것이다. 심한 경우에는 혼수상태에 빠지는 경우도 있다.

술에 강하든 약하든 관계없이, 두엄먹물버섯과 함께 술을 마시면 반드시 심한 숙취에 시달리게 된다. 자타가 공인하는 애주가일수록 각별한 주의가 필요하다. 이와 마찬가지로 식용버섯인 배불뚝이깔때기버섯, 미치광이버섯, 독그물버섯과 같은 버섯에도 코프린이 들어 있으므로, 이들 버섯을 술안주로 먹는 일은 절대 삼가야 한다. 실수로 먹었다면 빨리 토해내도록 한다.

3-12

식물 독의 비밀

광대버섯이
보여 주는
환각의 세계

동화나 옛날이야기의 삽화에는 빨간 갓에 우둘투둘한 하얀 반점이 있는 버섯이 종종 등장한다. 그러나 이 버섯은 어엿한 독버섯의 일종인 광대버섯이다. 광대버섯은 고대부터 종교적으로 중시돼 왔는데, 이는 인도를 비롯한 세계 각지에서 광대버섯을 먹고 나타나는 환각증상이 종교와 밀접한 관련을 맺어 왔기 때문이다. 지금도 광대버섯은 마약으로 유통되고 있으며, 이에 대한 남용이 심각한 사회문제가 되고 있다.

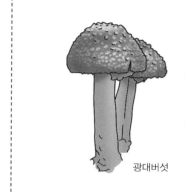

광대버섯은 환각 증상을 일으키므로 고대부터 종교의식에 자주 이용되었다. 광대버섯을 먹으면 땀, 침, 눈물이 분비되고, 혈압과 시력이 저하된다.

광대버섯

광대버섯을 먹으면 침이나 눈물이 멈추지 않고, 혈압이나 시력 저하 현상이 나타난다. 그러나 예로부터 광대버섯에 주목했던 이유는 바로 이 환각을 일으키는 작용 때문이다. 유럽의 라플란드인이나 시베리아의 샤먼 등도 전통적으로 종교의식에 광대버섯을 이용했다.

그러나 아무리 환각작용이 있다고 해도 독버섯인데 과연 먹어도 생명에는 별 지장이 없는 걸까? 광대버섯과 같은 과에 속하는 알광대버섯이나 독우산광대버섯은 소량이라도 간이나 신장에 심한 장애를 일으킨다. 그런데 광대버섯에는 위독한 증상을 일으키는 펩티드 계열의 맹독이 없다. 따라서 광대버섯을 한두 개 먹었다고 해서 죽는 일은 없다.

광대버섯의 독성분은 무스카린으로 알려져 있다. 그러나 무스카린은 앞에서 말했듯이, 부교감신경을 자극하는 알칼로이드의 일종이다. 광대버섯이 일으키는 환각작용은 무스카린이 원인이 아니라, 그 외에 들어 있는 이보텐산[*], 무시몰(muscimol, 이보텐산의 분해 산물) 때문이다. 이보텐산은 아미노산의 일종으로 신경전달물질인 글루타민산과 아주 유사한 구조를 갖고 있다. 이보텐산이 몸속에 들어오면 글루타민산 수용체에 작용해 흥분 상태를 일으킨다.

이보텐산은 글루타민산과 비슷한 구조를 가진 만큼 고품질의 단맛을 갖고 있다. 게다가 이 단맛은 글루타민산의 10배 이상이다. 즉 광대버섯은 아주 맛있는 버섯이다. 이 맛에 끌려 중독돼도 좋다는 각오로 광대버섯을 먹는 사람까지 있을 정도다.

또한 이보텐산의 수용액을 파리가 핥으면 몸이 마비되므로, 파리를 잡는 약으로 이용되기도 했다. 그리고 알코올에 잘 녹기 때문에 술의 취기를 더해 주는 효과가 있다. 러시아에서는 보드카의 취기를 높이기 위해 광대버섯을 먹었다고 한다.

광대버섯 속에 들어 있는 무시몰이라는 물질은 신경전달물질의 방출 빈도를 떨어뜨려 뇌 활동을 둔화시키고, 진정작용을 한다. 광대버섯이 도취나 환각, 정신착란을 일으키는 것은 바로 무시몰 때문이다.

＊이보텐산
아미노산의 일종으로. 뿌리광대버섯(일본어로는 이보텐구 버섯이라고 부른다)에서 처음 추출했기 때문에 이 같은 이름이 붙었다. 처음 발견한 사람은 일본인이다. 글루타민산과 구조가 아주 비슷하기 때문에 글루타민산과 마찬가지로 신경전달물질과 같은 기능(흥분성)을 갖고 있다.

▪▪ 이보텐산의 작용

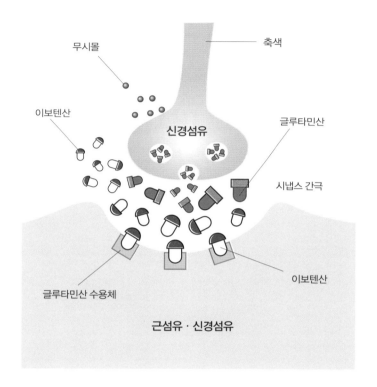

무시몰

축색

이보텐산

글루타민산

신경섬유

시냅스 간극

이보텐산

글루타민산 수용체

근섬유 · 신경섬유

신경섬유의 말단인 시냅스에서 이보텐산은 구조가 아주 비슷한 글루타민산 수용체와 결합해 신경을 흥분시키는 신호를 전달한다. 글루타민산은 흥분성 신호를 전달하는 대표적인 신경전달물질인데, 이보텐산은 글루타민산보다 3~7배로 신경을 흥분시키는 작용을 갖고 있다. 따라서 통상적인 작용보다 강한 흥분 상태를 일으킨다. 한편, 무시몰은 신경전달물질의 방출을 억제해 진정작용을 한다.

3-13

식물 독의 비밀

매직 머시룸,
신을 만날 수 있는
환상의 버섯

남미 아스텍 제국의 사람들은 신이나 정령과 교신할 때 '테오나나카 톨'이라는 버섯을 먹었다. 버섯이 일으키는 환각 속에서 사람들은 신의 모습을 보고, 신의 메시지를 들었다.

아스텍 제국에 전해지고 있는 신의 버섯이 처음 외부 세계에 알려진 것은 1957년 〈라이프〉지에 게재된 르포 기사를 통해서였다. 이 기사는 미국인 실업가 고든 왓슨(R. Gordon Wasson)이 멕시코 산중에 살고 있

는 원주민 마을에서 체험한 샤
먼의 의례의식을 자세히 보고
하고 있다.

샤먼이 준 버섯을 먹은 왓슨
은 색채가 있는 기하학 모양과
안뜰, 아케이드가 있는 궁전,
멋지게 장식한 마차를 신화 속
에 등장하는 동물이 끄는 광
경 등을 차례차례로 보았다고
한다. 그리고 마침내 그의 혼
은 방을 빠져나가 산들이 펼
쳐져 있는 풍경을 내려다보고,

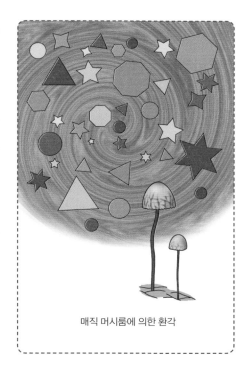

매직 머시룸에 의한 환각

그곳을 지나가는 낙타를 끄는 카라반까지 봤다고 기록하고 있다.

그 후 조사를 통해 이 의식에서 사용된 테오나나카톨이라고 하는 버
섯은 환각버섯속, 소똥버섯과의 종버섯속, 먹물버섯과의 말똥버섯속
등이 혼합된 것임이 밝혀졌다. 그리고 환각버섯과 같은 부류에 속하는
멕시코 버섯인 사일로시브 멕시카나(Psilocybe mexicana)를 가져와 실
험실에서 배양한 결과, 이 버섯의 환각 성분인 사일로시빈과 사일로신
(psilocin)을 분리하는 데 성공했다.

사일로시빈의 화학구조는 신경전달물질인 세로토닌과 비슷하다. 세
로토닌은 기쁨이나 쾌감과 관련된 신경전달물질인 도파민이나, 놀람이

나 공포와 관련된 노르아드레날린의 분비를 조절하고, 정신을 안정시키는 작용을 한다. 사일로시빈이 몸속에 들어오면 세로토닌 수용체와 결합해 세로토닌의 대사를 방해한다. 그 결과, 환각 증상이 나타나는 것으로 추정되고 있지만, 이에 대한 메커니즘은 아직 명확하게 밝혀지지 않았다. 이런 환각은 색채를 동반하는 경우가 많은데, 청각이나 미각에까지 미치는 경우도 있다.

사일로시빈은 환각을 만들어낼 뿐 아니라 체온이나 혈압의 상승, 동공 확대, 무력감, 입술 마비, 호흡이나 맥박을 빠르게 한다. 때로는 정신적 긴장이나 불안감 때문에 패닉 상태(소위 배드 트립)에 빠지는 경우도 있다. 물론 배드 트립(bad trip)으로 죽지는 않지만, 환각 상태에서 자해 행위를 하거나, 복용한 지 몇 주일이나 지난 후에도 플래시백(flash back) 현상이 나타나는 경우도 보고되고 있다.

사일로시빈이나 사일로신이 들어 있는 버섯(목장말똥버섯, 청환각버섯 등)들을 통틀어 매직 머시룸(magic mushroom)이라고 한다. 예전에는 규제 대상이 아니었으나, 최근 미성년자에 의한 남용이 사회문제화되어, 현재는 마약 원료 식물로 지정돼 무허가로 채집하거나 재배하는 것이 금지돼 있다.

목장말똥버섯을 먹으면
정말로 웃음이 나올까?

　사일로시빈이 들어 있는 버섯 중에는 목장말똥버섯이 있다. 이 버섯을 먹으면 웃음이 계속 나온다고 하는데, 정말일까?

　버섯학자 가와무라 세이치(川村淸一)는 그의 저서 《식용균 및 유해균》에서 1917년에 이시가와(石川) 현에서 일어난 목장말똥버섯의 중독 사례에 대해 기술하고 있다. 이 책에 의하면, 이웃사람에게서 받은 버섯을 목장말똥버섯인 줄 모르고 저녁식사 때 먹은 30대 초반의 부부가 둘 다 만취 상태가 되어 화를 내다가 웃다가 노래하는 등 일대 소동을 피웠다고 한다. 특히 아내는 부끄러운 줄도 모르고 알몸이 된 채 손으로 샤미센을 치는 흉내를 내면서 노래하고 춤추는 행위를 몇 시간이나 계속했다. 그러나 의사의 진단으로는 두 사람의 맥박은 지극히 정상이었고, 복통이나 구토도 없었으며, 체온도 정상이었다고 한다. 밤이 되자 두 사람 모두 잠이 들었고, 다음날 아침에는 마치 전날 심하게 과음한 듯한 기분으로 눈을 떴다고 한다.

　이 보고에 따르면, 목장말똥버섯을 먹으면 정말로 웃는 경우도 있지만, 한편으로는 웃음을 멈추고 싶어도 멈출 수 없으므로 실은 너무나 괴롭다고 한다.

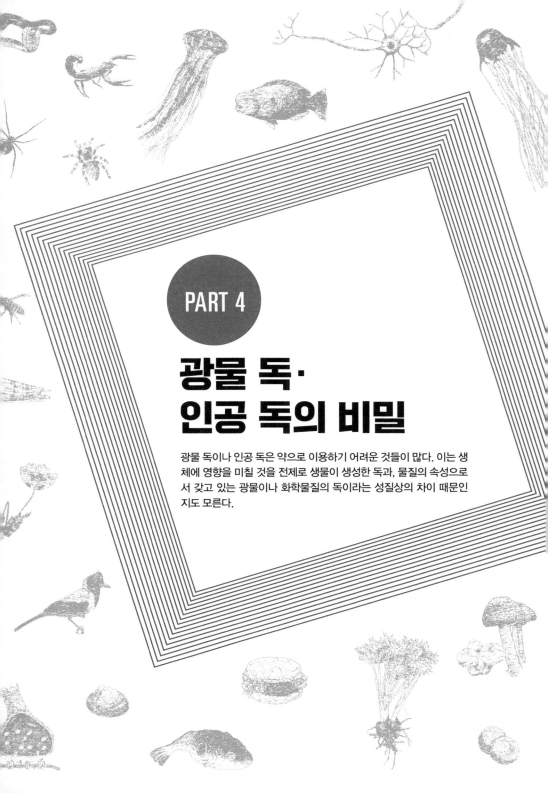

PART 4

광물 독·
인공 독의 비밀

광물 독이나 인공 독은 약으로 이용하기 어려운 것들이 많다. 이는 생체에 영향을 미칠 것을 전제로 생물이 생성한 독과, 물질의 속성으로서 갖고 있는 광물이나 화학물질의 독이라는 성질상의 차이 때문인지도 모른다.

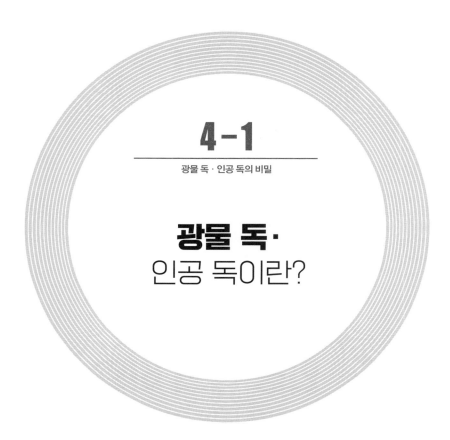

4-1

광물 독 · 인공 독의 비밀

광물 독 ·
인공 독이란?

　독은 크게 동식물에서 유래하는 '생물 독'과, 광물 독이나 화학합성
으로 만들어진 인공 독과 같은 '무생물 독'으로 나눌 수 있다. 식물 독이
나 동물 독이 이용방법에 따라 약이 되는 것이 많은 데 비해, 광물 독이
나 인공 독은 약으로 이용하기 어려운 것들이 많다. 이는 생체에 영향
을 미칠 것을 전제로 생물이 생성한 독과, 물질의 속성으로서 갖고 있는
광물이나 화학물질의 독이라는 성질상의 차이 때문인지도 모른다.

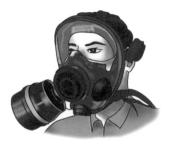

독가스용 가스 마스크

    그렇지만 독성의 강도 면에서 본다면, 무생물 독보다 생물 독이 훨씬 강력한 독성을 발휘한다. 청산가리가 제아무리 맹독이라 해도 청산가리의 반수치사량을 복어 독과 비교하면, 그 강도는 복어 독의 1,000분의 1밖에 안 된다. 보툴리누스균 독소와 비교하면, 청산가리의 독성은 보툴리누스균의 20만 분의 1에 불과하다. 생물이 만들어낸 독이 얼마나 강한지 쉽게 알 수 있다.

    이처럼 강력한 힘을 발휘하는 생물 독은 생물병기로서 전쟁이나 테러에 이용되는 경우도 있으나, 통제하기 어렵다는 점 때문에 실전에서는 인공 독으로 개발한 화학병기(독가스)가 주로 사용된다. 제1차 세계대전 중에 독일이 독가스를 개발하기 시작하면서부터 제2차 세계대전이 끝날 때까지 제조된 독가스의 총량은 20만 톤이 넘는다. 그 후에도 이란−이라크 전쟁 말기인 1988년에는 쿠르드인들이 사는 마을에서 독가스가 살포됐다. 1995년에는 일본 도쿄의 지하철 차량 안에서 맹독인 사린이 살포되는, 지하철 사린 테러가 발생했다. 비교적 값이 저렴하고

간단하게 제조할 수 있는 화학병기는 국가와 국가 간에는 사용이 금지
돼 있어도, 갈수록 격렬해지는 테러에 이용될 위험성을 다분히 내포하
고 있다.

또한 인공 독 중에는 농약이나 제초제를 만드는 과정에서 탄생한 다
이옥신, DES, PCB 등의 내분비교란물질(소위 환경호르몬) 등도 포함돼
있다. 이런 인공 독들은 화학병기와는 달리 독으로 만들 목적으로 제
조된 것은 아니지만, 의도야 어떻든 환경을 파괴하고 생물에 악영향을
끼치는 심각한 독이라고 할 수 있다.

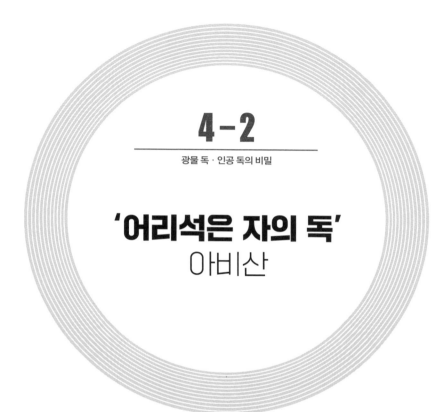

4-2

광물 독 · 인공 독의 비밀

'어리석은 자의 독'
아비산

청산과 함께 독약의 쌍벽을 이루는 아비산은 비소 산화물 중 하나로, 맛과 냄새가 없어 예로부터 암살이나 범죄에 자주 이용되던 독극물이다. 1998년 일본 와카야마에서 발생한 독 카레 사건에서도 바로 이 아비산*이 사용되었다.

아비산을 대량 섭취하면 복통을 동반한 콜레라처럼 설사와 구토를 일으키며, 심한 경우에는 극심

＊ 아비산
삼산화이비소 As2O3를 물에 용해시켜 얻은 산(H3AsO3)

한 탈수 증상과 쇼크가 와 티아노제와 경련을 일으키다 죽게 된다. 그러나 아비산을 조금씩 섭취하는 경우에는 증상의 발현 방식이 조금 다르게 나타나는데, 다발성 신경염과 말초신경 장애 등을 일으키다. 서서히 몸이 쇠약해져 죽음에 이르게 된다. 아비산은 냄새와 맛이 없기 때문에 음식물에 넣어도 상대가 전혀 알아채지 못하므로 예로부터 손쉽게 범죄에 이용되었다.

아비산을 먹었을 때 목숨을 잃게 되는 이유는 아비산이 사람의 몸속에 있는 다양한 효소들과 결합해 효소의 활동을 방해하기 때문이다. 특히 치명적인 작용은 세포의 에너지 공급원인 ATP(아데노신3인산)*의 생성을 방해하는 것이다. ATP는 영양분과 효소의 화학반응으로 만들어지는데, 그 반응을 촉진하는 것이 숙시닐(succinyl) 효소라고 하는 효소다. 아비산은 이 효소가 가진 SH기(sulfhydryl group)**와 결합함으로써 ATP의 에너지 생성을 방해한다. 따라서 세포에 에너지 공급이 끊겨 몸이 점점 쇠약해져가는 것이다.

유럽에서 아비산이 빈번하게 사용된 시기는 17세기에서 18세기에 걸쳐서다. 당시에는 귀부인들을 대상으로 '토파나 수(Aqua Toffana)'라는 화장수가 판매되었는데, 그 성분 속에 아비산이 들어 있었던 것이다. 아비산에는 멜라닌 색소의 생성을 억제하고, 피부를 하얗게 만드는 작용이 있다. 그런데 당

＊ ATP
아데노신(adenosine)에 인산기가 3개 달린 유기화합물로, 아데노신3인산이라고도 한다. 모든 생물의 세포 내에 있으며, 생물의 에너지 대사에 매우 중요한 역할을 한다. ATP는 인산이 결합함으로써 화학 에너지를 담아 에너지를 운반하고, 인산을 분리함으로써 에너지를 방출한다.

＊＊ SH기
아미노산과 같은 생체 내 분자는 결합하기 쉽도록 아미노기나 카르복시기 등과 같은 작용기를 갖는다. 유황을 가진 SH기도 그중 하나로, 산화 환원되기 쉬운 성질을 부여한다.

● BAL(아비산의 해독제)

BAL의 특징은 두 개의 SH기(sulfhydryl group)를 가졌다는 점이다. 이 SH기가 아비산의 금속 이온을 붙잡는다.

시 귀부인들은 토파나 수를 화장수보다는 독살용으로 더 많이 이용했다. 와인이나 차 속에 토파나 수를 몰래 몇 방울 떨어뜨려 자신에게 방해가 된다고 생각하는 남편을 독살했다. 당시 독살마로서 가장 악명을 떨친 이는 프랑스의 브랭빌리에 후작부인을 들 수 있다. 독의 매력에 흠뻑 빠져 있던 그녀는 친아버지와 형제들을 비롯해 자선병원의 환자들까지, 100명 이상을 아비산으로 독살했다고 한다.

그러나 19세기에 들어서면서 몸속에 있는 비소를 간단하게 확인할 수 있는 방법이 개발되었다. 따라서 아비산을 이용해 독살한다 해도 금방 발목이 잡히고 말았다. 그 후 이 독을 사람을 죽이는 데 이용하는 자는 바보 같다는 의미에서 아비산을 '어리석은 자의 독'이라고 부르게 되었다.

아비산은 쥐약이나 안료, 제초제로 사용하지만, 강한 독성 때문에 사용을 규제하는 나라들이 많다. 일본에서 발생한 유명한 비소 사건으로는 1955년에 일어난 모리나가 분유 사건을 들 수 있다. 분유의 첨가물인 제2인산나트륨에 비소가 섞여 있었기 때문에, 많은 유아들이 비소 중독에 걸려 목숨을 잃은 비극적인 사건이었다.

아비산의 해독제로는 발(BAL)이 있다. 발은 제1차 세계대전 말기 미란성 독가스의 해독제로 만든 것으로, SH기를 갖고 있어, 아비산이 효소의 SH기와 결합하기 전에 먼저 아비산과 결합함으로써 아비산이 독성을 나타내는 것을 억제한다. 또한 효소와 결합한 아비산에 붙어 효소와 아비산을 분리하는 역할도 한다.

column

지하수의
비소 오염

비소는 자연계의 토양 속에 들어 있는 원소로, 비소를 함유한 유비철광으로 산출되는 경우가 많다. 원래는 마그마에서 방출된 가스에 들어 있던 비소가, 식은 후 굳어져 지각 속으로 들어간 것으로 추측된다. 비소는 물에 녹는 성질이 있다. 따라서 온천수와 같은 화산지대의 지하수에는 고농도의 비소가 섞여 있는 경우가 있다.

최근 인도, 방글라데시, 태국, 베트남과 같은 아시아의 여러 나라에서는 우물물의 비소 오염이 큰 문제가 되고 있다.

원인으로는 주석 광산의 선광(選鑛, 캐낸 광석 중 가치가 낮거나 쓸모없는 것을 골라내는 일)에 사용된 황산이 지하수로 흘러들어 갔거나(태국), 고농도의 비소가 들어 있는 석탄을 오랜 기간 동안 사용한(중국) 경우 등을 들 수 있다.

그러나 가장 심각한 경우는 인구 증가 때문에 대량의 관개용수가 필요해, 이를 위해 지하수를 끌어올린 결과, 수맥의 암반이 무너져 땅속의 비소가 용출돼 나오는 경우다. 이들 지역에서는 비소로 오염된 지하수 때문에 비소 중독 환자가 늘어나고 있지만, 오염 규모가 너무 방대한 데다 늑장 대응 때문에 상황이 더욱 심각해지고 있다.

광물 독 · 인공 독의 비밀

청산가리,
소량만 사용해도 강한 독성

아비산과 함께 쌍벽을 이루는 독이 바로 청산가리*다. 청산가리는 탄소원자와 질소원자가 결합한 청산화합물 중 하나로, 원래는 금, 은, 납 등을 덧입힐 때 사용하는 물질이다.

단, 아주 적은 양(체중 60kg의 사람이라면 0.2g 정도)으로도 단시간에 사람의 목숨을 빼앗을 정도로 아주 강력한 독극물이기도 하다. 근대에 들어와 공업용으로 대량생산

＊ 청산가리
시안화칼륨(KCN). 산과 반응해 시안화수소를 발생시킨다.

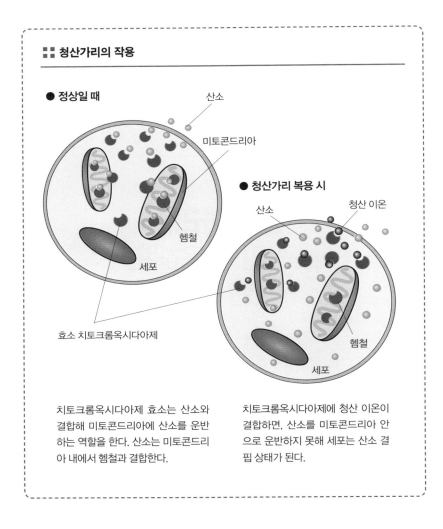

청산가리의 작용

● 정상일 때

산소

미토콘드리아

● 청산가리 복용 시

산소   청산 이온

헴철

세포

효소 치토크롬옥시다아제

헴철

세포

치토크롬옥시다아제 효소는 산소와 결합해 미토콘드리아에 산소를 운반하는 역할을 한다. 산소는 미토콘드리아 내에서 헴철과 결합한다.

치토크롬옥시다아제에 청산 이온이 결합하면, 산소를 미토콘드리아 안으로 운반하지 못해 세포는 산소 결핍 상태가 된다.

되면서부터 독살이나 자살 수단으로 자주 이용되었다.

제2차 세계대전이 끝난 지 얼마 되지 않은 1948년에 공무원을 사칭한 남자가 일본 데이코쿠 은행 지점에 나타나, 적리(赤痢, 혈액이 섞인 설사를 일으키는 병)의 예방약이라며 은행원들에게 먹게 하여 12명이 사망한 사건이 발생했다. '데이코쿠 은행 사건'으로 유명한 이 범죄에 이용된 독이 바로 청산가리였다. 최근 들어서는 1998년에 인터넷 자살 사이트인 '닥터 기리코의 진찰실'에서 자살 희망자들에게 청산가리를 보낸 사건이 발생하기도 했다.

또한 TV 범죄 드라마에서는 청산가리를 먹은 사람이 눈 깜짝할 사이에 의식을 잃고 경련을 일으키다 죽는 장면이 자주 등장한다. 뒤에 범죄 현장을 찾은 형사가 피해자의 입가에서 아몬드 냄새를 맡고 "청산가리로군……" 하고 중얼거리는 장면도 수사 드라마에서 흔히 볼 수 있는 장면이다. 이는 위에서 발생한 청산가스가 아몬드 냄새와 비슷한 새콤달콤한 냄새를 풍기기 때문이다.

그렇다면 청산가리는 어떻게 그토록 순식간에 사람의 목숨을 빼앗는 것일까? 우선 청산가리가 입을 통해 위로 들어가면 위산에 분해돼 청산가스(시안화수소*)가 발생한다. 청산가스는 곧 위 점막에 흡수돼 정맥을 타고 온몸을 돈다. 이때 이온화된 청산은 치토크롬옥시다아제라는 효소에 들어 있는 철 이온과 결합한다. 치토크롬옥시다아제는 세포가 산소를 흡수할 때 필요로 하는 효소인데, 이 효소가 철 이온을 매개로 청산 이온과 결합하면 더 이상 세포에 산소를 운반하지 못하게 된다. 결국 세포 호흡을 할 수 없어 죽음에 이르게 되는 것이다.

따라서 청산을 해독하려면 청산이 치토크롬옥시다아제와 결합하기 전에 청산과 잘 반응하는 물

＊시안화수소
시안화수소(HCN)는 물에 녹아 무색의 액체가 된다. 이 수용액을 시안화수소산 또는 청산이라고 한다. HCN은 강한 독성을 갖고 있다.

질을 몸속에 넣어 주어야 한다. 청산가리의 해독제로는 청산과 쉽게 결합하는 아초산나트륨이나 티오황산나트륨을 들 수 있다. 그러나 어떤 것이든 청산가리에 중독된 후에는 가능한 한 신속하게 사용해야 효과가 있다.

아름다운 이름 뒤에
감춰진 최강의 독성-
탈륨

2005년 일본 시즈오카(靜岡)의 한 여고생이 어머니에게 탈륨(Thallium)*을 조금씩 먹여 독살하려던 사건이 발생했다. 탈륨은 청산이나 아비산에 비해 거의 알려지지 않아, 독살에 이용되는 경우가 그리 흔치 않다. 아마도 이 사건을 통해 탈륨이라는 독극물을 처음으로 알게 된 이도 적지 않을 것이다.

탈륨은 1861년 영국의 물리화학자 윌리엄 크룩

＊탈륨
원자 번호 81의 흰색 금속 원소. 원소 기호는 Tl.

스(William Crookes, 1832~1919) 경이 발견했다. 그는 염색반응(炎色反應)에서 녹색을 나타낸다는 점에 착안해 '신록의 싹'을 의미하는 그리스어인 '탈로스(thallos)'를 따서 탈륨이라고 이름 지었다. 그러나 이런 아름다운 이름과는 반대로 탈륨은 현재 알려져 있는 중금속류 중에서 최강의 독성을 가진 원소다.

탈륨의 화합물인 황산탈륨이나 초산탈륨은 과거에 쥐를 잡는 약으로도 사용했다. 또한 초산탈륨에는 머리카락을 만드는 단백질인 젤라틴의 생성을 방해하는 작용이 있어, 탈모제로 사용돼 왔다. 하지만 탈륨은 복용량을 아주 약간만 초과해도 쉽게 중독 증상을 일으키는 성질이 있다. 아이들의 오음 사고가 빈번히 발생해 현재는 약품으로는 사용하지 않으며, 내식성(耐蝕性)이 있는 합금이나 특수 유리, 인공 보석의 제조 등 공업 분야에서 사용되고 있다.

탈륨이 몸속에 들어오면 어떻게 될까?

탈륨은 소화관, 기도, 피부를 통해 재빨리 흡수되므로 쉽게 온몸의 장기에 퍼진다. 그리고 몸속의 조직세포 내에서 칼륨과 자리를 바꿔, 효소의 활성이나 단백질 합성을 방해해 중독 증상을 일으킨다. 사람의 경우, 탈륨의 치사량은 1g이다.

황산탈륨의 경우, 섭취하고 나서 1~2일 내에 중독 증상이 나타난다. 처음에는 구토, 식욕부진, 복통, 근육통과 두통, 구내염, 결막염, 안면 확장과 같은 증세가 나타난다. 증세가 진행되면 지각 이상, 운동장애, 경련이나 혼수, 헛소리, 호흡 마비와 같은 증상 등이 나타난다. 그리고 일주일에서 3주일 내에 탈모, 신장장애, 신경·정신장애 등을 일으키고, 심한 경우 죽음에 이른다.

탈륨을 이용한 살인사건을 모델로 그린 아가사 크리스티(Agatha Christie)의 추리소설에 《창백한 말》*이라는 작품이 있다. 이 작품 속에서 크리스티는 탈륨 중독 특유의 탈모 증상에 대해 다음과 같이 언급하고 있다.

"머리카락이란 게 그렇게 쉽게 빠지지는 않잖아?…… 그런데 그 사람들 머리카락, 뿌리째 뽑혔다는 게 어째 좀 이상하지 않아? 분명 알려지지 않은 어떤 새로운 병에 걸린 게 틀림없어."《창백한 말》 중에서)

여기서 아가사 크리스티는 탈륨의 중독 증상이 다른 다양한 병들의 증상과 구분하기 어렵다는 점을 지적한다.

얼핏 봐서는 탈륨이 일으키는 중독 증상은 파라티푸스, 뇌졸중, 알코올성 신경염, 간질, 위염, 뇌종양 등의 증상과 아주 흡사하기 때문에, 범죄에 이용되었다고 해도 이를 쉽게 알아차리지 못한다. 그 때문에 진단이 늦어져 적절한 치료를 받지 못한 채 중증으로 발전하는 경우도 있다.

탈륨 중독 여부는 소변이나 모발 검사를 통해 탈륨이 검출되는지를 조사하면 알 수 있다. 탈륨 중독 초기의 기본적인 처치는 위의 내용물을 토하게 하거나 위를 세척하는 것이다. 혈액 속의 탈륨을 없애기 위해 혈액투석을 하는 경우도 있다.

* **《창백한 말》**
오컬트(과학적으로 해명할 수 없는 신비적·초자연적 현상) 취향과 미스터리가 잘 융합된 아가사 크리스티의 걸작.

4 – 5

광물 독 · 인공 독의 비밀

신경가스,
전쟁이 낳은
최악의 발견

1995년에 일어난 도쿄 지하철 사린가스 사건은, 화학무기로 개발된 신경가스의 일종인 사린으로 무고한 일반 시민들을 무차별적으로 살상한 끔찍한 사건이었다. 그전까지 일본인들은 사린이라는 이름조차 들어본 적이 없는 사람들이 대부분이었다. 그러나 이 사건을 계기로 사린과 VX가스라는 신경가스의 참상을 온몸으로 실감할 수 있게 되었다.

지구상에서 독가스가 처음 사용된 것은 제1차 세계대전 때였다. 당시 독일이 염소가스를 사용한 것을 시작으로 미국, 프랑스, 영국 등의 나라들 역시 독가스를 사용해, 독가스로 인한 희생자 수는 무려 130만 명에 달했다. 제2차 세계대전 당시에 나치스 독일은 농약 개발과정에서 만든 타분(tabun)이라는 신경가스를 비롯해 사린(sarin), 소만(soman)이라는 총 3종류의 강력한 신경가스를 개발했다. 현재 신경가스는 이 3종류에다 1949년 영국이 개발한 VX가스를 더한 4종류가 주종을 이루고 있다. 그중에서 가장 강력한 신경가스는 VX가스다.

그 밖에도 독가스에는 머스터드 가스(mustard gas)*처럼 피부를 썩거나 헐어서 문드러지게 하는 미란성 가스가 있는데, 독성이 가장 강한 것은 역시 신경가스다. 신경가스는 동식물이 가진 천연 신경 독과 마찬가지로 신경전달물질에 작용해 그 기능을 방해한다. 신경가스는 작용시간이 매우 빠르고 치사율도 높다.

신경가스의 성분은 모두 유기인산 화합물이다. 무미·무색·무취로 통상적인 상태에서는 액체이며, 호흡기나 피부를 통해 몸속에 들어가면 콜린에스테라아제라는 효소와 결합한다. 콜린에스테라아제는 신경전달물질인 아세틸콜린을 콜린과 아세트산으로 분해하는 작용을 하는데, 이런 작용을 방해하는 것이 신경가스다.

그렇다면 아세틸콜린이 분해되지 않으면 어떻게 될까? 아세틸콜린은 근육을 수축시키라는 명령을 전달하는 역할을 담당한다. 시냅스에서 분비된 아세틸콜린이 아세틸콜린 수용체와 결합함으로써 근

＊ 머스터드 가스
제1차 세계대전 때 독일군이 처음으로 사용한 독가스다. 순수한 성분은 무색·무취지만, 불순물이 들어가면 겨자(머스터드)와 같은 냄새가 나기 때문에 '머스터드 가스'라는 이름이 붙었다.

▪▪ 신경가스의 작용

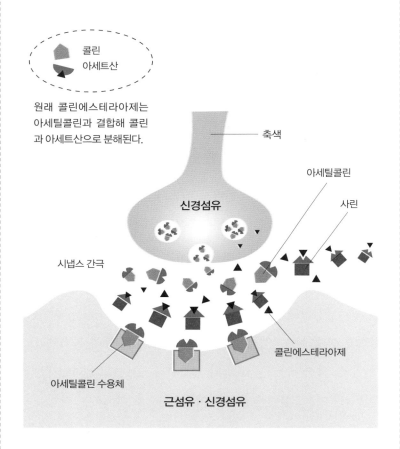

콜린
아세트산

원래 콜린에스테라아제는
아세틸콜린과 결합해 콜린
과 아세트산으로 분해된다.

축색

아세틸콜린

사린

신경섬유

시냅스 간극

콜린에스테라아제

아세틸콜린 수용체

근섬유 · 신경섬유

사린과 같은 신경가스는 콜린에스테라아제와 결합해 아세틸콜린의 분해를
방해한다. 그 결과, 근육이 계속 수축한 상태로 있게 돼, 경련이 일어나고 호
흡을 할 수 없게 된다.

육은 수축된다. 그리고 수용체와 결합한 아세틸콜린이 콜린에스테라아제의 활동에 의해 분해됨으로써 수축된 근육이 다시 이완된다.

그런데 신경가스의 성분이 콜린에스테라아제와 결합하면 아세틸콜린은 분해되지 않는다. 즉 근육이 수축한 채 원상태로 돌아가지 않는다. 이로 인해 근육에 경련이 일어나고 호흡곤란이 와서 목숨을 잃게 되는 것이다.

신경가스를 치료하는 최적의 치료법은 없다. 다만, 응급조치로 아트로핀 정맥주사를 놓는 방법이 있다. 아트로핀은 앞에서 이야기했듯이 흰독말풀이나 미치광이풀, 벨라도나 등에 들어 있는 알칼로이드로, 아세틸콜린의 활동을 억제하는 작용을 한다. 또 신경가스를 콜린에스테라아제와 분리시키는 작용을 하는 옥심제(oxime劑)를 투여하는 시술이 함께 이루어진다.

그러나 신경가스가 콜린에스테라아제와 결합해 일정 시간이 경과하면 불가항력적인 변화가 일어나기 때문에 옥심제는 더 이상 듣지 않는다. 각각의 신경가스에는 이처럼 불가역적 변화가 나타나는 시간이 정해져 있으므로 무엇보다 신속한 조치가 필요하다.

유기인제의 독성 –
아이들의 행동장애를 일으키는 주범

　세계에서 최초로 개발된 신경가스의 일종인 타분은 나치 독일이 유기인제 농약을 만드는 과정에서 개발한 것이다. 지금도 유기인제(인을 함유한 유기화합물 가운데 살충제로 쓰이는 약제)는 농약, 살충제로 사용되고 있다. 유기인제의 살충 메커니즘은 기본적으로 독가스와 동일하다. 유기인제가 살포된 벌레는 아세틸콜린 분해효소(콜린에스테라아제)의 활동이 억제돼 호흡 마비를 일으켜 죽는다. 즉 유기인제는 신경을 갖고 있는 동물에게 효과가 있지만, 식물처럼 신경이 없는 생물에는 무해하다. 그래서 파라티온(Parathion)이나 말라티온(malathion) 같은 유기인제는 가장 인기 있는 농약으로 급속하게 전 세계에 보급되었다.

　그런데 만약 유기인제가 남아 있는 채소를 먹을 경우, 신경이 있는 동물인 사람 역시 그 살충작용의 영향을 받게 된다. 전후 일본이 식량난을 겪고 있던 시절에는 파라티온에 의한 중독 사고가 전국 각지에서 일어났다. 유기인제에 의한 중독은 가벼운 경우에는 팔다리에 경련이 일어나거나 두통이나 현기증, 설사나 복통과 같은 증상이 나타나지만, 심한 경우에는 뇌에 장애를 일으키고 목숨을 잃는 경우도 있다. 미국에서도 유기인제가 들어간 실내용 살충제가 아이들의 행동장애를 일으키는 원인으로 지목돼 사회적으로 큰 파문을 불러일으켰다. 현재는 유기인제의 사용을 엄격하게 규제하고 있다.

4-6

광물 독 · 인공 독의 비밀

위험한 화산가스
- 유화수소가스, 이산화탄소

2005년 말, 유황 온천으로 유명한 일본 아키타(秋田) 현의 진흙탕(泥湯) 온천에 놀러온 일가족 4명이 온천에서 배출되는 유화수소가스로 사망한 끔찍한 사고가 발생했다.

여관 주차장 옆에 가스 배출구가 있었는데, 그 주변에 쌓여 있던 눈이 움푹 패어 구덩이를 이루고 있었다고 한다. 희생된 가족은 이 움푹 팬 구덩이에 빠져, 거기에 가득 차 있던 가스를 들이마신 것으로 추정된다. 휴식을 취하러 온 온천이 이렇듯 순식간에 일가족의 목숨을 빼앗는 위험한 곳이 될 수 있다는 사실을 일반인에게 알려주는 사건이었다.

화산 국가인 일본은 전국에 수많은 온천이 있지만, 온천이 있는 곳은 바로 유화수소가스를 비롯한 화산가스가 배출되는 곳이라는 점을 결코 잊어서는 안 된다. 진흙탕 온천* 사고뿐 아니라, 온천지나 화산지대에서 가스로 인한 사망자가 나오는 사건은 빈번히 발생한다.

화산가스는 90% 이상이 수증기로 이루어져 있지만, 그 밖에 들어있는 유화수소**, 이산화유황, 염화수소, 이산화탄소 등의 성분은 인체에 유해한 물질이다. 유화수소에서는 이른바 온천 특유의 달걀 썩는 냄새가 난다. 이 유화수소를 태울 때 이산화유황(아황산가스)이 발생한다. 유화수소는 농도가 낮으면 온천지의 정취를 물씬 풍기는 분위기 있는 냄새지만, 농도가 높아지면 생명을 위협할 정도의 독성을 발휘한다.

폐를 통해 혈액 속에 들어간 유화수소는 청산과 마찬가지로 미토콘드리아의 호흡 효소인 치토크롬 옥시다아제의 활동을 방해한다. 이로 인해 세포 호흡을 할 수 없게 돼, 저산소증이나 중추신경계 세포에 장애를 일으킨다. 고농도일 경우, 몇 번 들이마시는 것만으로도 급격한 호흡 마비를 일으켜 즉사한다. 또한 유화수소는 공기보다 조금 무겁기 때문에 온천지의 구덩이 등에는 고농도의 유화수소가

* 진흙탕(泥湯) 온천
일본 아키타 현의 구리코마 국립공원 지역에 있는 한적한 온천. 1680년에 발견된 유황 온천이다. 진흙이 부글거리며 끓어오르는 머드 팟(mud pot)이 있다.

** 유화수소
화산가스나 온천가스에 들어있는 달걀 썩는 냄새가 나는 무색의 기체(H2S). 10ppm이면 눈에 자극을 느끼고, 500ppm 이상이면 생명이 위험하다.

유화수소의 작용

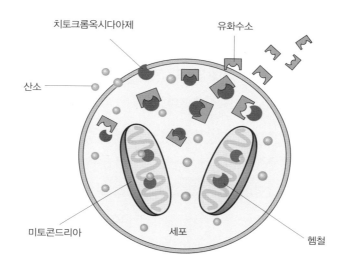

치토크롬옥시다아제

유화수소

산소

미토콘드리아

세포

헴철

유화수소는 청산과 마찬가지로 세포 호흡을 방해하는 독성을 갖고 있다. 세포 내에 침투한 유화수소는 미토콘드리아의 헴철에 산소를 운반하는 효소인 치토크롬옥시다아제와 결합함으로써 미토콘드리아에 산소가 공급되는 것을 방해한다. 산소가 없으면 미토콘드리아는 에너지를 생산할 수 없다.

고여 있는 경우가 있다. 온천지의 구덩이에 빠진 사람이 즉사하는 경우가 많은 것도 이 때문이다.

유독성 화산가스 중에는 이산화탄소도 포함된다. 이산화탄소는 공기 중에도 들어 있고, 사람이 토해내는 숨에도 있으며, 탄산음료에도 들어 있다. 따라서 보통 이산화탄소에 독성이 있다고는 생각하지 못한다. 그러나 이는 공기 중의 이산화탄소 농도가 불과 0.036%에 지나지 않기 때문이다. 만약 농도가 높아지면, 이 땅 위에 존재하는 모든 동물에게 치명적인 독성을 발휘할 수 있다.

1997년 7월, 핫코다((八甲田) 산에서 훈련 중이던 자위대원 3명이 구덩이에 빠져 사망한 사고가 발생했다. 이 구덩이에 가득 차 있었던 것은 화산에서 분출된 이산화탄소였다. 공기 중의 이산화탄소 농도가 10%에 이르면 귀울림과 떨림이 생기고, 1분 정도 지나면 의식불명이 된다. 25%를 넘으면 중추신경이 억제돼 마취된 듯한 상태(탄산가스 나르코시스)에 빠지고, 그대로 두면 사망한다. 핫코다 산의 구덩이에 고여 있던 이산화탄소의 농도는 무려 15%에 달했다고 한다. 아무리 우리에게 익숙한 기체라고 해도, 농도에 따라서는 이산화탄소 역시 무서운 독가스가 될 수 있다.

사실은 산소도
독이었다

산소에는 피로회복에 좋다는 건강상의 이로운 이미지가 늘 따라다니기 때문인지, 최근 일본의 편의점에서는 산소가 든 통조림까지 팔고 있을 정도다. 산소는 몸속에서 영양소를 에너지로 바꿔주는 역할을 한다. 이런 의미에서 본다면 동물의 생명 활동에 산소가 얼마나 중요한지는 두말할 필요도 없다.

지구의 대기 중 산소 농도는 21%다. 그러나 건강에 좋다며 산소 농도가 50% 이상 되는 곳에서 생활한다면, 오히려 산소의 부산물인 활성산소의 작용으로 건강을 해칠 수 있다. 쥐를 이용한 실험에 따르면, 산소 농도를 올린 환경에서는 수명이 짧아진다는 사실이 보고되고 있다.

지구에 생명이 탄생했을 당시에 산소는 존재하지 않았다. 그때 번식한 생물은 모두 혐기성 미생물로, 산소를 사용하지 않고도 에너지 교환을 할 수 있었다. 이들 미생물에게 산소는 '산화'라는 독성을 발휘하는 독약이나 다름없었다. 그러나 산소는 반응성이 아주 높기 때문에, 산소를 이용한 에너지 교환은 산소를 이용하지 않은 에너지 교환에 비해 매우 효율적이다. 따라서 생물은 산소가 가진 독성을 극복하고 에너지 교환을 할 수 있도록 진화한 것이다.

4-7

광물 독 · 인공 독의 비밀

불로불사약으로
여겼던
수은

수은*에 강한 독성이 있다는 것은 누구나 잘 알고 있는 사실이다. 일본 구마모토(熊本)에서 발생한 미나마타병은, 공장 폐수에 들어 있던 유기수은이 축적된 생선을 먹은 것이 원인이 되어 일어난 공해병이었다. 또한 수은과 아주 흡사한 성질을 지닌 카드뮴(cadmium)은 도야마(富山) 현 진즈가와(神通川) 유역의 주민들에게

＊수은

상온에서 유일하게 액체 상태로 있는 은백색의 금속 원소. 공기 중에서는 미량의 증기로 변하지만, 아주 적은 양이라도 들이마시면 중독이 되므로 주의해야 한다. 원자 번호 80. 원소 기호는 Hg.

막대한 피해를 안겨 준 이타이이타이병의 원인이기도 했다.

그러나 산화나 가열에 의해 형태나 색깔을 바꾸는 수은은 그 특이한 성질 때문에 고대에는 아주 특별한 금속으로 다루어졌다. 중국에서는 수은을 불로불사의 영약인 '단약(丹藥)'으로 여겨, 진시황제나 한무제와 같은 역대 황제들이 수은을 먹고 건강을 해쳐, 목숨을 잃기도 했다. 로마에서는 종잡을 수 없는 성질 때문인지 수은을 전령(傳令)의 신이자 도둑의 신이기도 한 헤르메스(Hermes, 머큐리)에 비유하기도 했다.

지금도 수은은 여전히 우리 일상생활 속에서 사용되고 있다. 비근한 예로는 체온계, 수은 전지, 치과 치료용 아말감(amalgam) 등을 들 수 있다. 그리고 지금은 사라졌지만, 과거에 상처 부위를 소독하는 데 사용하던 빨간약이라고 불렀던 머큐로크롬(mercurochrome)에도 수은이 들어 있었다.

그렇지만 수은은 몸속에 들어가면 맹독이 된다. 수은에 열을 가했을 때 생기는 수은 증기를 마시면 기침, 호흡곤란 등의 호흡기 증상에다 오한, 무력감, 구토, 설사 등의 증상이 나타난다. 심한 경우에는 폐수종이 생기고 신장에 축적돼 신장장애를 일으킨다. 만성 수은 중독의 경우에는 떨림과 흥분, 치은염이 생기고, 빈혈과 백혈구 수치가 감소해 정신장애를 일으킨다.

일본의 나라(奈良)에 있는 대불(大佛)은 건립 당시에는 전신에 도금이 돼 있었는데, 이 불상의 도금 작업은 금과 수은의 합금을 만들어 대불의 몸에 바른 후 수은을 증발시킨 것이었다. 이때 대량으로 발생한 수

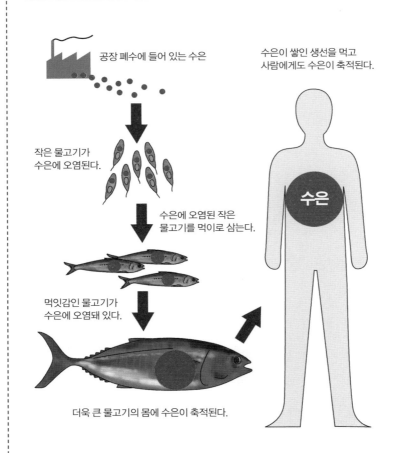

공장 폐수에 들어 있는 수은

수은이 쌓인 생선을 먹고
사람에게도 수은이 축적된다.

작은 물고기가
수은에 오염된다.

수은에 오염된 작은
물고기를 먹이로 삼는다.

먹잇감인 물고기가
수은에 오염돼 있다.

수은

더욱 큰 물고기의 몸에 수은이 축적된다.

유기수은이 들어 있던 공장 폐수로 바닷물이 오염되고, 작은 물고기와 같은 생물에
수은이 쌓인다. 그리고 이 생물들을 먹잇감으로 삼는 물고기에 수은이 축적된다.
또 큰 물고기가 이 물고기를 잡아먹음으로써 큰 물고기에 수은이 축적된다. 수은이
축적된 생선을 사람이 먹어 사람에게 수은 중독 증상이 나타난다.

은 증기로 많은 사람들이 수은 중독에 걸렸다고 한다.

유기수은은 수은이 유기화합물과 결합한 것인데, 수은(무기수은)보다 몸속에 쉽게 침투하는 성질이 있다. 그중에서도 메틸수은은 독성이 강하고, 생물의 체내에 쉽게 축적되는 성질이 있다. 따라서 메틸수은이 체내에 들어간 플랑크톤을 물고기가 먹고, 이 물고기를 더 큰 물고기가 잡아먹고, 마지막으로 사람이 먹는 먹이사슬에서 수은의 농도가 높아지는, 이른바 생물농축 현상이 일어나기 쉽다. 또한 지용성이므로 혈액 뇌관문을 쉽게 통과하기 때문에, 뇌의 기능장애를 일으킬 위험성도 있다.

4-8

납독이
로마를
멸망시켰다?

납은 몸속에 축적되어 중독을 일으키는 위험한 물질이라는 이미지가 있다. 하지만 납은 아연이나 철, 망간 등과 함께 인체의 미량 필수 원소 중 하나다. 납은 성장 유지와 혈액 생산, 생식 활동에 꼭 필요한 물질이다. 자연계에 존재하는 소량의 납은 대기나 음료수, 음식물 등을 통해 몸속에 들어오고, 그 대부분이 소변이나 땀, 모발 등을 통해 배출돼 건강을 해치는 일은 없다. 납의 섭취량은 하루 약 300μg(마이크로그

램) 정도라고 한다.

그런데 매일 몇 mg의 납이 몸속에 들어올 경우, 뼈와 장기에 축적돼 몇 주에서 몇 개월에 거쳐 중독 증상이 나타난다. 납 중독으로 인한 장애는 혈액, 신경계, 평활근 등에 나타나고, 연선통(鉛仙痛)이라고 하는 경련성 복통이나, 연창백(鉛蒼白)이라고 하는 안색이 파랗게 변하는 빈혈 증상, 연뇌증(鉛腦症)이라고 하는 신경장애 등을 일으킨다. 납은 신경 전달 반응을 방해해 뇌와 중추신경의 활동을 저하시키는 작용을 한다. 납의 혈중 농도가 100ml 중 60μg을 넘으면 지능지수가 낮아진다는 보고도 있다.

납이 우리 몸속에 들어올 기회는 의외로 많다. 특히 1970년대 중반까지는 자동차의 연료로 유연 휘발유를 사용했기 때문에, 배기가스를 통해 지상이나 바다에 쏟아져 내렸던 납으로 인해 채소나 물고기들이 오염되는 것이 문제가 되었다. 현재는 유연 휘발유를 거의 사용하지 않지만, 도시의 공원 모래에서는 여전히 고농도의 납이 검출된다는 조사 결과도 있다.

고대에도 납*으로 인한 피해는 있었다. 로마제국은 잘 정비된 상수도 시설을 갖추고 있었던 것으로 유명하다. 그런데 그 배수관에 납이 사용되었다. 그로 인해 생활하는 데 쓰는 물에 납이 녹아 나왔다. 또한 주기(酒器)의 대부분이 납으로 만든 것이었고, 와인이나 시럽도 납 제품의 용기에 저장했으며, 황제는 납으로 만든 잔으로 와인을 마셨다. 일설에 따르

＊납
몸속에 들어오면 납 이온으로 바뀌고, 인산납 형태로 뼈에 축적돼 만성장애를 일으킨다. 원자 번호 82, 원소 기호는 Pb.

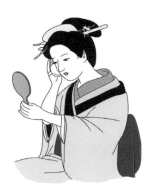

에도 시대에서 메이지 시대에 사용되던 백분에도 납이 들어 있었다.

면, 일부 로마 황제들이 이상한 행동을 보인 것은 납으로 인한 중독 증상 때문이며, 로마제국이 멸망한 것 역시 많은 로마 시민들이 납 중독으로 인해 정신장애를 겪고, 이것이 타락과 퇴폐를 부채질해 멸망으로 이어진 것이라고 한다.

또한 일본에서는 에도 시대에서 메이지(明治) 시대에 걸쳐 사용되던 백분(白粉)에도 납이 들어간 연백(sliverwhite)이라는 안료가 사용되었다. 따라서 날마다 백분을 사용하는 게이샤(일본 기생)나 배우와 같은 사람들은 납 중독에 걸려 목숨을 잃는 경우가 많았다. 마찬가지로 중세 유럽에서도 납이 들어간 백분을 사용했는데, 이로 인한 납 중독으로 기미가 생겨서 이를 감추기 위해 얼굴에 그려 붙이는 점이 발달했다고 한다.

납으로 인한 피해는 사람에서 그치지 않는다. 납은 가공하기 쉽고 무거워서 위력이 있으므로, 라이플총이나 산탄총의 탄환으로 이용되었다. 홋카이도에서는 1990년대 납 탄환에 맞은 사슴을 먹은 참수리나 흰꼬리수리가 납 중독으로 죽는 사례가 때때로 보고되었다. 최근 홋카이도에서는 라이플총에 납 탄환 사용을 금지하고 있지만, 야생동물이 납 중독으로 희생되는 사건은 여전히 사라지지 않고 있다.

4-9

광물 독 · 인공 독의 비밀

정상적인
호르몬 작용을 막는
내분비교란물질

1960년대 이후 야생동물의 관찰을 통해, 환경 속에 존재하는 화학 물질이 생물의 내분비계에 교란을 일으키는 듯한 현상이 다수 보고되었다. 특정 지역의 야생생물 개체의 성이 극단적으로 수컷 또는 암컷으로 편중되거나 면역기능이 저하된 모습이 관찰되었고, 갑상선에 이상이 나타나거나 정자 수가 감소하는 사례들이 세계 각지에서 관찰되었다. 이처럼 생체의 정상적인 호르몬 작용을 방해하는 외인성 물질을 내

분비교란물질, 또는 편의상 환경호르몬이라고 한다.

내분비교란물질이라고 하는 화학물질은 DES(diethystilbestrol), DDT, PCB, 다이옥신류로 다양하며, 연구기관에 따라 그 종류와 수가 다르다. 일본 환경성에서는 이들 물질을 포함한 약 70종류가 내분비교란물질일 가능성이 있다고 보고 있다.

또한 임신 중에 유산을 방지할 목적으로 합성 여성 호르몬인 DES를 투여하거나 PCB나 DDT에 노출된 경우, 태어난 아이에게 이상이 발생할 확률이 매우 높다는 점도 지적하고 있다. 태어난 아이가 남아인 경우에는 생식기 이상이나 생식능력 저하, 전립선암이나 정소암일 확률이 높고, 여아인 경우에는 질암이나 자궁내막증, 유방암일 확률이 높다.

내분비교란물질로 의심되는 물질은 사람을 둘러싸고 있는 환경 속에도 많이 존재한다. 1960년대, 임신 중의 입덧약으로 사용되던 살리도마이드(Thalidomide)를 복용한 임신부가 손발에 이상이 있는 기형아를 낳는 사건이 발생했다. 이 살리도마이드와 비슷한 화학구조를 지닌 물질로 프탈산 에스테르류가 있다. 이 물질은 내분비교란물질로 의심받고 있지만, 현재 편의점에서 파는 도시락 용기나 식품에 사용되는 비닐랩, 수혈용이나 링거 주사용 플라스틱 백 등에 널리 사용되고 있다.

그렇지만 플라스틱 백이 '위험하다'고 단언할 수 없는 것이 환경호르몬 문제가 안고 있는 어려움이다. 현시점에서는 생체에서 관찰되는 이상 현상과 화학물질의 관계가 명확하게 규명되었다고 단언할 수 없기 때문이다. 내분비교란물질이라는 개념 자체를 가설로 봐야 한다는 주장도 있다. 특히 사람의 경우, 내분비교란물질과 증상의 인과관계에 대해 아직 분명하게 밝혀지지 않은 점이 많은 것이 사실이다.

다이옥신은 인류에게
위협적인 물질일까?

다이옥신은 폐기물을 태울 때 나오는 유기염소화합물과 폴리염화디벤조다이옥신을 총칭하는 말이다. 예전에는 농약이나 제초제의 원료로도 이용되었다. 다이옥신이 문제가 되는 것은 대기 중에 방출된 다이옥신이 토양이나 바다를 통해 농작물이나 생선에 들어가, 이를 먹은 사람의 몸속에 축적되기 때문이다. 또한 청산가리의 1,000배나 되는 급성 독성뿐만 아니라 최기형성, 발암성, 생식 독성, 환경호르몬 등 만성적인 독성이 의심되는 물질이다.

세상에 다이옥신의 무서움을 널리 알린 사건은 1976년 이탈리아 세베소의 농약 제조공장에서 발생한 폭발사고다. 폭발 시 공중에 흩어졌던 다량의 다이옥신으로 인해 가축이 떼죽음을 당하고, 기형아의 출생률이 증가했으며, 피부염이 발증하는 현상들이 나타났다.

일본에서도 1970년대까지 사용되던 농약에 들어 있던 다이옥신이 지금도 강바닥이나 해저에서 검출되고 있다. 1960년대 베트남 전쟁에서 사용되던 고엽제에도 대량의 다이옥신이 들어 있어, 이것이 샴쌍둥이와 같은 선천성 기형을 일으키는 원인이라는 설도 있다.

그러나 한편에서는 다이옥신을 새삼스럽게 위협적인 물질로 간주하고 환경 위기를 부추기는 주장에 대해 비판적인 견해도 있다. 다이옥신으로 인한 급성 중독으로 사람이 사망한 예는 아직 없다는 점, 최기형성이나 내분비교란 작용·다이옥신에 오염된 모유가 신생아 아토피의 원인이라는 설 등에 대해서도 과학적인 증거가 불충분하다는 점, 명확하게 다이옥신에 의한 만성

독성이라고 말할 수 있는 증상의 예가 없다는 점 등을 지적하는 목소리도 있다. 다이옥신이 염소를 포함한 플라스틱을 태우는 과정에서 발생한다는 통설 역시 구미에서는 뒤집어지고 있다는 논의도 있다.

　일본의 매스컴이 다이옥신 문제로 떠들썩했던 때는 1990년대 후반이었다. 그러나 1970년대부터 이미 다이옥신의 배출량과 섭취량, 그리고 인체 축적량은 계속 줄어들고 있다. 다이옥신이 유독물질이라는 점은 분명하지만, 과학적 사실에서 벗어난 이데올로기에 치우친 다이옥신 위협론에는 좀 더 신중해질 필요가 있다.

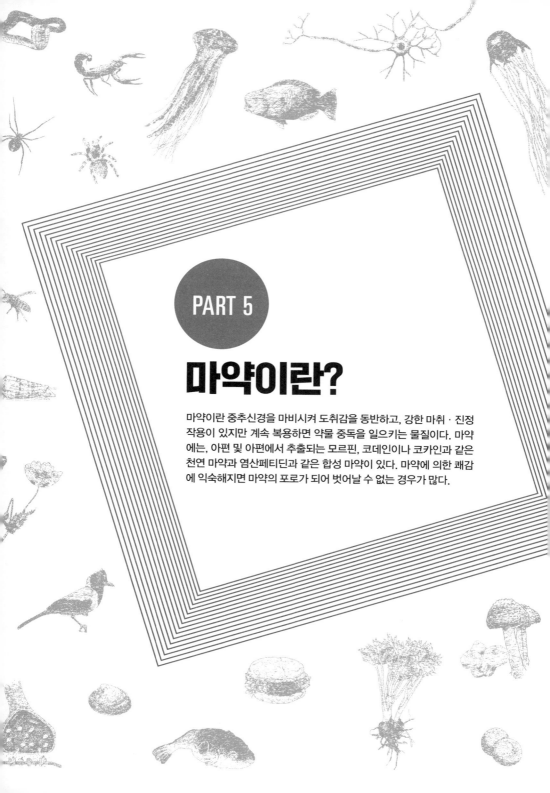

PART 5

마약이란?

마약이란 중추신경을 마비시켜 도취감을 동반하고, 강한 마취 · 진정 작용이 있지만 계속 복용하면 약물 중독을 일으키는 물질이다. 마약에는, 아편 및 아편에서 추출되는 모르핀, 코데인이나 코카인과 같은 천연 마약과 염산페티딘과 같은 합성 마약이 있다. 마약에 의한 쾌감에 익숙해지면 마약의 포로가 되어 벗어날 수 없는 경우가 많다.

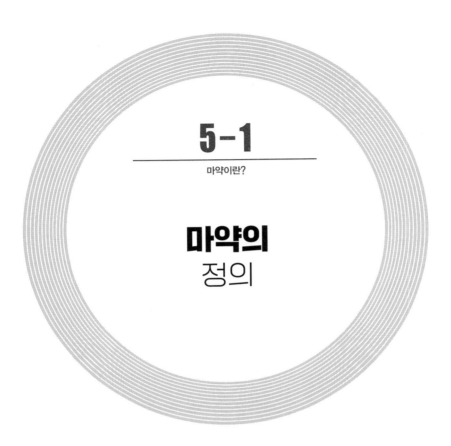

5-1
마약이란?

마약의
정의

우리는 평소 마약이란 말을 별 생각 없이 사용하지만, 막상 이를 정의하려고 하면 매우 어려운 말이다. 사전을 보면, 마약이란 '중추신경을 마비시켜 도취감을 동반하고, 강한 마취·진정 작용이 있지만 계속 복용하면 약물 중독을 일으키는 물질. 아편 및 아편에서 추출되는 모르핀(morphine)과 코데인(codeine)이나 코카인(cocaine) 같은 천연 마약과, 염산페티딘과 같은 합성 마약이 있다'고 정의되어 있다. 그러나 약

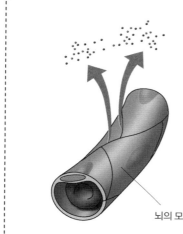

마약이 강력한 효과를 발휘하는 이유는, 뇌의 입구에 있는 혈액 뇌관문을 통과해 뇌 속으로 침투하기 때문이다. 혈액 뇌관문은 뇌의 모세혈관에 있는 관문으로, 다양한 물질의 출입을 통제하고 선택적으로 제한하는 역할을 한다.

뇌의 모세혈관

물 중독이라 해도 모르핀과 코카인은 증상의 발현이나 습관성이 각기 다르게 나타난다.

마약이라는 명칭은 약리학적 용어라기보다는 법률적 용어로 이해해야 한다. 현재 마약을 단속하는 법으로는 '마약 및 향정신성 의약품 관리법'이라는 것이 있는데, 그 밖에도 '아편법', '각성제 단속법', '대마 단속법', '독물 및 극약 단속법'과 같은 약물 단속을 위한 법이 있다. 법률적으로 마약으로 분류되는 것에는 헤로인, 모르핀, 코카인, LSD, 매직 머시룸, MDMA 등이 있고, 각성제로 분류되는 것에는 암페타민, 메탐페타민(필로폰)이 있다.

단, 약물을 단속하기 위한 이런 법률들은 새로운 형태의 상습성·습관성이 있는 약물이 등장할 때마다 개정된다. 현재, 가장 큰 문제가 되고 있는 것은 탈법 약물이다. 탈법 약물이란 현시점에서는 마약으로 지정돼 있지는 않지만, 화학적 구조가 마약과 비슷하기 때문에 마약과 같은 효과를 내는 약물이다. 이와 같은 탈법 약물이 시중에 유통되면 이를 단속하는 법률이 만들어지지만, 곧바로 다른 형태의 탈법 약물이 개발돼 법적 단속이 이를 따라잡지 못하는 것이 현실이다.

5-2

마약이란?

마약은 어떻게
효력을
발휘하는가?

마약은 어떻게 사람의 마음과 감정을 좌지우지하는 걸까? 이를 알기 위해서는 사람의 마음이 어떤 원리에 의해 움직이고 있는지 알아볼 필요가 있다. 현대 과학에서 마음이란 뇌의 활동에 의해 생겨나는 것으로 보고 있다.

뇌를 구성하는 것은 1,000억 개나 되는 신경세포(뉴런)로, 각각의 뉴런 사이에는 시냅스라고 하는 틈이 있다. 이 틈을 신경전달물질이라는 화학물질이 통과하면, 정보가 옆에 있는 뉴런으로 전달된다. 바로 이 신경전달물질의 종류와 양이 사람의 마음을 움직이는 데 큰 영향을 미치는 것이다.

현재 밝혀진 신경전달물질은 약 100여 종으로, 정신 활동에 크게 영향을 미치고 있는 신경전달물질은 도파민, 노르아드레날린, 세로토닌, 감마아미노부틸산(γ-aminobutyric acid, GABA*) 등이다.

보통 하나의 신경세포는 한 종류의 신경전달물질밖에 분비하지 않는다.

도파민은 쾌감과 기쁨에 관여하는 물질로 뇌신경 속의 A10신경**이 자극을 받으면 분비된다. 한편, A10신경의 활동을 억제하는 물질은 GABA 신경세포에서 분비되는 감마아미노부틸산이다.

또한 노르아드레날린은 공포와 놀라움을 느꼈을 때 분비되는 화학물질로, 스트레스를 경감시키는 역할을 한다. 반대로 세로토닌은 노르아드레날린의 활동을 억제해 감정 상태가 안정되도록 도와준다.

건강한 사람의 경우, 이들 신경전달물질이 상호작용하면서 신경을 흥분시키거나 억제해 균형을 유지한다. 그런데 마약은 이들 신경전달물질과 화학 구조가 비슷하기 때문에, 이 같은 본래의 생리작용을 혼란스럽게 만든다.

예를 들어, 각성제나 코카인은 시냅스에서 도파

＊ 가바(GABA)
뇌 속의 대표적인 신경전달물질 중 하나. 글루타민산이 신경을 흥분시키는 것과는 반대로 GABA는 신경을 억제시킨다. 글루타민산과 GABA는 뇌 속에서 각각 반대의 작용을 가진 2대 신경전달물질이다.

＊＊ A10신경
A10신경은 쾌감중추라고도 한다. 희로애락의 감정을 맡고 있는 대뇌변연계를 지배하는 신경으로, 도파민을 분비한다. 각성제나 니코틴은 바로 이 A10신경에 작용한다.

234

민의 재흡수를 방해한다. 이 때문에 도파민이 시냅스에 흘러넘쳐, 제어가 불가능한 흥분이나 쾌락 상태에 빠지게 만든다.

마약에 의한 쾌감에 익숙해지면 마약의 포로가 되어 벗어날 수 없는 경우가 많다. 이것이 바로 마약에 의한 '정신적 의존'이다. 또한 육체 역시 마약 없이는 견딜 수 없는, 심한 고통을 동반한 금단현상이 나타나는데, 이를 마약에 의한 '신체적 의존'이라고 한다.

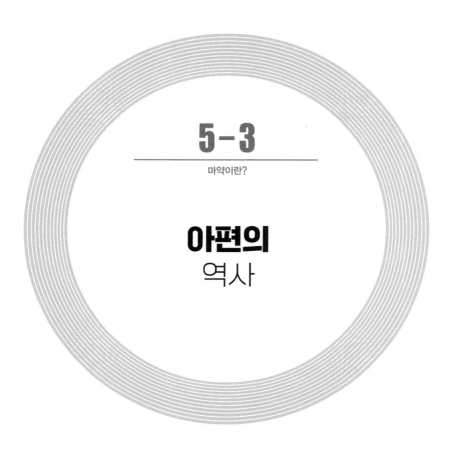

5-3

마약이란?

아편의
역사

아편은 덜 익은 양귀비의 열매에 상처를 내, 거기에서 나오는 우윳빛 액체를 모아 건조시킨 마약이다. 아편에는 모르핀을 주성분으로 하는 알칼로이드가 들어 있어, 아편 중독에 걸리면 심각한 의존증에 빠질 위험성이 있다.

아편의 역사는 아주 오래되어, 지금으로부터 5,000년 전 메소포타미아의 점토판에 이미 양귀비의 재배법과 양귀비 열매에서 즙을 채취하

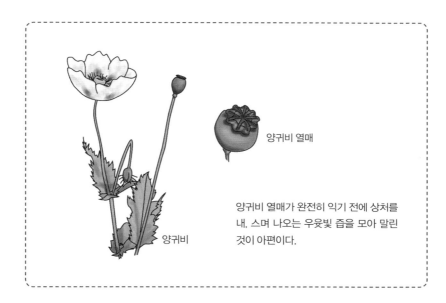

양귀비 열매

양귀비

양귀비 열매가 완전히 익기 전에 상처를 내, 스며 나오는 우윳빛 즙을 모아 말린 것이 아편이다.

는 방법에 대한 기록이 보인다. 고대 로마의 약학자인 플리니우스(Gaius Plinius Secundus)도 그의 저서 《박물지(博物誌)》*에서 아편의 제조법과 효과에 대해 기술하고 있으며, 동 시대 의학자인 갈레노스(Claudios Galenos, 129~199)도 아편의 효능에 대해 자세히 기록하고 있다. 당시 아편은 진통제, 최면제와 같은 약품으로 사용되었다.

그 후 아편은 아라비아인을 통해 르네상스 시대의 유럽에 전해진다. 16세기 의학자 파라케르스스는 아편이 진통제로서 탁월한 효과가 있다는 사실을 간파하고 아편의 보급에 힘썼고, 그의 노력 덕분에 아편은 유럽에서 의약품으로 널리 이용되었다.

그런데 19세기에 들어서자, 사람들은 아편을 의

* 《박물지》
서양 최초의 백과사전으로, 전 37권으로 구성돼 있다. 천문지리, 동식물, 약물, 광물, 예술품 등 당시의 모든 지식을 총망라한 책으로, 이후의 박물학에 큰 영향을 미쳤다. 플리니우스(23~79)는 이탈리아의 코모에서 출생했으며, 베수비오의 화산 대폭발을 조사할 때 화산의 분연(噴煙)에 휩싸여 목숨을 잃었다.

약품으로서가 아니라 쾌감을 얻기 위해 사용하기 시작했다. 당시 영국이나 프랑스의 시인, 예술가, 작가들은 아편을 섭취했을 때의 기분 좋은 쾌감을 작품에 묘사하고 있다. 특히 토마스 드 퀸시(Thomas De Quincey)나 키츠(John Kests), 브라우닝(Robert Browing)은 아편의 포로가 되었다.

그러나 아편 중독이 심각한 사회문제를 일으킨 곳은 유럽보다는 오히려 중국과 동남아시아 쪽이다. 유럽에서도 아편이 유행하긴 했지만, 아편의 남용이 커다란 사회문제로까지 발전하지 않았던 이유는 흡입방법의 차이 때문이라고 할 수 있다.

유럽에서는 아편을 아편 정기(어떤 생약이나 약품을 알코올이나 에테르에 담가 녹이거나 우린 액제)로 만들어 마셨다. 입으로 들어간 아편은 소화기관에서 흡수되는 과정에서 대부분 분해되므로 효과도 더디게 나타나고, 뇌로 도달하는 성분 역시 비교적 적었다. 그러나 중국에서는 아편을 끽연 형태로 흡입했기 때문에, 알칼로이드가 직접 중추신경에 도달하게 된다. 이로 인해 아편에 빠져 폐인이 되는 중독자가 넘쳐 났다.

이 아편을 대량으로 중국에 수출했던 나라가 바로 영국이었다. 영국은 식민지 인도에서 생산한 아편을 중국으로 수출해 막대한 이익을 챙기고 있었다. 한편, 아편 중독자가 급증하자 위기의식을 느낀 중국은 아편 수입을 금지시켰지만, 마구 쏟아져 들어오는 아편의 범람을 막을 수는 없었다. 청나라의 관리인 임칙서(林則徐)는 밀수된 아편을 태우거나 외국 상관(商館)을 봉쇄해 영국의 중국 주재 총독을 감금하는 등 직

:: 아편과 모르핀, 그리고 헤로인

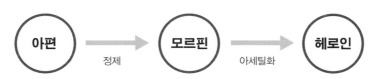

아편을 정제하면 모르핀이 추출되고, 모르핀을 아세틸화하면 헤로인이 된다.

● 모르핀

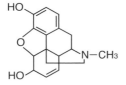

● 헤로인

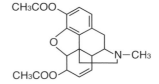

● 모르핀의 작용

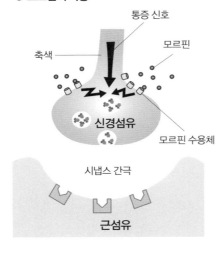

모르핀이 진통작용을 하는 원리는 아직 명확하게 밝혀지지 않았다. 다만, 통증을 전달하는 신경 세포의 신경전달물질이 분비되는 것을 방해해, 통증 신호를 막는 것으로 추측된다. 신경세포의 막 표면에는 뇌내 마약물질(엔돌핀 등)의 수용체가 있다. 모르핀은 바로 이 뇌내 마약물질의 수용체인 모르핀 수용체와 결합하는 것으로 보인다.

＊ 아편전쟁
청나라 때 아편 수입 금지를 둘러싸고 영국과 청나라 사이에 일어난 전쟁(1840~1842).

접적인 실력 행사에 나섰는데, 이 일이 계기가 되어 영국과 중국 사이에 아편전쟁*이 일어난다.

이 전쟁으로 청나라는 홍콩을 빼앗기고, 영국에 거액의 배상금을 지불해야만 했다. 아편의 유행은 계속 확산돼, 20세기 초에는 중국 국민의 4분의 1이 아편 중독자가 되었다고 한다. 이 같은 상황은 제2차 세계대전 후 중화인민공화국이 세워질 때까지 지속되었다.

5-4

마약이란?

모르핀,
강력한 진정작용을
가진 아편 추출물

19세기 프랑스의 시인 장 콕토(Jean Cocteau, 1889~1963)는 아편의 금단현상에 대해 다음과 같이 쓰고 있다.

'감전된 듯한 피부의 따끔거림, 혈관 속에 샴페인이 들어 있는 듯한 부글거리는 느낌, 오한, 경련, 모공의 발한, 입 속의 끈적거림, 콧물, 눈물. 이 지경에 이르면 더 이상 참을 수가 없다. 당신의 노력은 마치 뜨거운 돌에 물 붓기처럼 허망해진다. 그러다 너무 늦으면 당신은 흡연

도구를 손에 쥐고 아편을 채워넣는 일조차 할 수 없게 된다.'(장 콕토의 《아편》)

아편은 어째서 이 같은 효과를 발휘하는 걸까? 그 의문은 오랫동안 과학계의 수수께끼였다. 아편의 유효 성분인 모르핀이 규명된 것은 19세기 초의 일이다. 모르핀의 강력한 진정작용 때문에 그리스 신화의 잠자는 신 모르페우스(Morpheus)의 이름을 따서 '모르핀(morphine)'이라는 이름이 붙었다. 그러나 아편의 화학구조가 완전히 해명된 것은 그로부터 150년이 지난 1952년이었다. 아편 속에는 모르핀 외에 코데인, 파파베린(papaverine), 노스카핀(noscapine) 등 40여 종에 이르는 알칼로이드가 들어 있지만, 그중에서도 모르핀의 함유량이 가장 높다.

모르핀을 복용하면 통증이 없어지고, 불쾌감이나 긴장감이 누그러진다. 또한 일종의 도취감과 행복감이 찾아오고, 양이 많으면 졸음이 오지 않는다. 부작용으로는 구역질과 위장의 연동운동이 줄어들면서 변비 등이 생긴다.

참고로, 중세의 아라비아에서는 이런 아편의 부작용이 적리를 치료할 때 필수적인 토사(위로 토하고 아래로는 설사함)나 탈수 증상을 경감시키기 때문에 많이 이용되었다.

모르핀의 진정작용 메커니즘에 대해서는 아직까지 분명하게 밝혀진 것은 없다. 그러나 모르핀이 대뇌에 존재하는 수용체와 결합함으로써 진정작용을 한다는 사실은 밝혀졌다.

대뇌에는 엔케팔린(enkephalin)이나 엔돌핀(endorphin)처럼 진정작용을 가진 펩티드(이들 생체 내 물질을 내재성 오피오이드(opioid)라고 한다)가 있다. 특히 엔돌핀은 스트레스와 같은 자극을 완화하기 위해 분비되는 물질로, 신경에 강한 진정작용을 발휘한다. 또 A10신경의 도파민 분비를 촉진시키고, 도파민의 작용 중 하나인 행복감을 가져오는 물질로도 잘 알려져 있다. 마라톤 선수가 달리기 시작해 약 30분 정도 지나면 고통이 둔화되고 행복감이 밀려온다고 하는, 이른바 '러너스 하이(runner's high)'도 이 엔돌핀의 분비에 따른 것이다.

모르핀은 이들 내재성 오피오이드와 아주 비슷한 구조를 갖고 있다. 때문에 이들 물질과 같은 수용체(오피오이드 수용체)에 결합해 진정작용을 발휘하는 것으로 보인다.

진통제 모르핀과
최악의 마약
헤로인

모르핀은 신체적 의존을 야기하며, 금단 증상을 일으키는 공포의 약물이다. 그 때문인지 모르핀은 무서운 마약이라는 이미지가 강하다. 하지만 통증 치료에 없어서는 안 될 꼭 필요한 진통제가 바로 모르핀이다. 특히 의학계에서는 말기 암환자의 통증을 억제하기 위해 모르핀을 투여하는 것을 표준적인 치료로 인정하고 있다.

고통을 누그러뜨리기 위해 모르핀을 투여하면 언젠가 모르핀 중독이 되지 않을까 우려하는 사람들이 많다. 하지만 일본 국립암센터 중앙병원에서는 수술 후 진통제로 경막 외 모르핀 투여*에 의한 제통법(除痛法)을 1만 명 이상의 환자에게 실시했지만, 이로 인해 모르핀 중독에 빠지거나 퇴원한 후 모르핀을 구하러 온 환자는 단 한 사람도 없었다고 발표했다. '아편=나쁜 것'이라는 인식이 아직까지 뿌리 깊지만, 의학의 발전이라는 관점에서 볼 때 통증 완화를 위해 아편이 인류에게 한 공헌은 아주 지대하다고 볼 수 있다. 사실 약물 중독이라는 관점에서 본다면, 아편이나 모르핀보다 각성제 쪽이 훨씬 위험하다. 단, 모르핀을 정제한 헤로인(heroin)의 경우라면 이야기가 달라진다. 헤로인은 19세기 말 독일의 제약회사가 진해제로 개발·판매한 약품으로, 처음에는 모르핀보다 의존성이 낮다고 생각했다. 그런데 모르핀이 혈액 뇌관문을 2%밖에 통과하지 못하는 데 비해 헤로인은 65%나 통과하기 때문에 중독성이 3배나 높고, 모르핀보다 의존성이 강하다는 사실이 밝혀졌다.

헤로인은 신체적·정신적 의존성이 모두 높으며, 어떤 마약보다 중독성이나 의존증이 빨리 생기기 때문에 남용 약물 중 최고봉을 차지한다고 말해도 좋으리라. 헤로인에 의한 금단 증상이 심해지면 온몸에 작은 벌레가 기어다니는 듯한 감각에 시달리거나, 전신의 근육이나 뼈가 산산조각 난 것처럼 심한 통증을 동반한다고 한다. 헤로인을 섭취하지 않으면 그 고통을 도저히 참아낼 수 없어 자해행위를 하거나, 미친 듯이 날뛰다가 정신이상을 일으키는 경우도

＊ 경막 외 모르핀 투여
두개골 아래쪽 뇌를 감싸는 경막 바깥의 아주 좁은 틈에 모르핀을 투여한다. 경막 외 모르핀 투여는 척추 마취보다 합병증의 위험이 적고, 경구나 정맥 투여보다 소량으로도 효과가 있어 부작용이 생길 가능성이 적다.

적지 않다. 헤로인을 대량 섭취하면 호흡곤란과 혼수상태에 빠진 후 사망하게 된다.

이처럼 아주 위험한 마약이기 때문에 현재 헤로인의 제조·판매는 법적으로 모두 금지하고 있다.

5-6

마약이란?

코카의 중독성과
코카콜라

코카인(cocaine)은 남미의 코카나무 잎을 원료로 한 약물이다. 모르핀과는 반대로 중추신경을 흥분시켜 피로회복을 돕고 공복을 잊게 하는 작용이 있다. 안데스 지방에 사는 원주민들 사이에서는 전통적으로 코카 잎을 씹는 습관이 있었다. 그들은 지금도 코카 잎으로 달인 코카 차를 일상적으로 마시고 있다.

고대 잉카제국에서 코카는 신들이 인간에게 내려 준 영약으로 소중

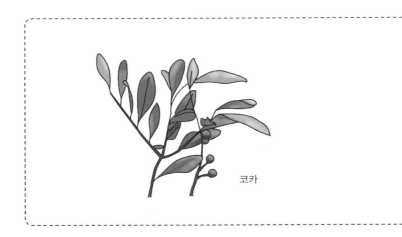

코카

히 다루어졌다. 그들은 처음에 코카를 종교의식이나 의료용으로 사용했는데, 나중에는 코카 잎을 화폐로 이용하게 되었다. 잉카제국을 정복한 스페인은 현지의 원주민들 사이에서 신성시되고 있는 코카를 유럽으로 가지고 돌아갔다. 그러나 초기에 유럽인들은 이 신비로운 식물을 어떻게 다루어야 할지 몰랐다. 그 놀라운 효능이 알려진 것은 19세기에 화학자 안젤로 마리아니가 코카 잎에서 추출한 진액을 와인과 섞어 만든 '빈 마리아니(Vin Mariani)'라는 포도주가 큰 인기를 끌면서부터였다.

빈 마리아니는 미국에서 일대 붐을 일으켰지만, 당시 미국에서는 금주 운동이 한창이었기 때문에 빈 마리아니 역시 비난을 면치 못했다. 그래서 조지아 주(州)의 약제사가 생각해 낸 것이 코카 잎의 추출 성분과 아프리카산(産) 콜라 열매의 진액을 첨가한 시럽 음료, '코카콜라'였다. 콜라 열매는 카페인(caffeine)과 데오브로민(theobromine)이 들어 있어, 아프리카에서는 흥분제로 애용되고 있던 것이다. 당시의 코카콜라에는 100ml당 2.5mg의 코카인이 들어 있어, 진통·각성 작용이 있는 약용 음료로 취급되었다.

코카 잎의 알칼로이드 성분인 코카인이 분리된 것은 1860년의 일이다. 코카인은 행복감과 상쾌한 기분이 들게 하며, 모르핀의 금단현상을 완화시켜 준다는 설도 있어, 코카인 애용자는 갈수록 늘어만 갔다. 그러나 그만큼 코카인 의존이나 중독 피해가 큰 문젯거리가 되고 있었다. 미국에서는 이미 많은 인기를 누리고 있었던 코카콜라에도 코카 잎 진액을 넣지 말라는 정부의 요청이 있어, 1903년부터는 코카콜라에 더는 코카 잎 진액을 넣지 않게 되었다.

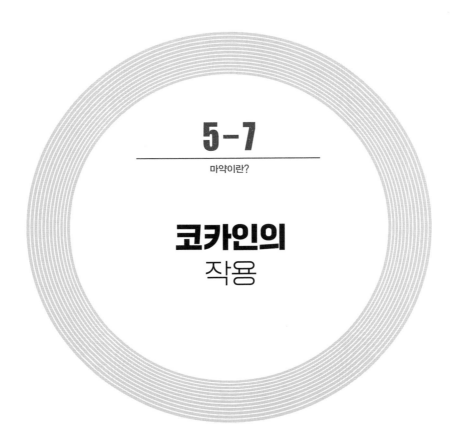

코카인의
작용

코카인은 뇌 속에서 의식이나 각성과 관련된 망양체(網樣體, 중뇌에서 연수에 걸쳐 있는, 신경세포와 신경섬유의 집단)에 강하게 작용한다. 코카인이 몸속에 들어오면, 뇌 속의 신경세포에서 노르아드레날린과 도파민이 분비된다. 이로 인해 중추신경이 흥분 상태에 빠지고, 기분이 날아오를 듯이 좋아진다. 또 졸음이나 피로감을 느끼지 않고, 도취감과 행복감을 느끼게 된다.

정상적인 상태에서는 각성이나 흥분 상태가 일단락된 뒤에는 편히 쉬기 위해 필요한 신경전달물질이 분비되지만, 코카인은 이러한 분비 작용을 억제하고 도파민이 계속 분비되도록 함으로써 흥분 상태를 지속시킨다. 단, 코카인의 효과는 3시간 정도밖에 지속되지 않아 약효가 떨어진 뒤에는 초조하고 우울한 기분이 엄습한다. 그래서 코카인 사용자들은 초조한 기분에서 벗어나기 위해 또다시 코카인에 손을 대는 정신적 의존 상태에 빠지기 쉽다.

코카인을 장기간에 걸쳐 사용하면, 환각과 같은 정신장애를 일으키는 경우가 적지 않다. 코카인 중독 환자는 피부 표면에 심한 가려움을 느껴 마구 긁기 때문에 온몸이 상처투성이가 된다. 중증으로 발전하면 이성을 잃고 정신분열증과 같은 상태에 빠지는 경우도 있다. 누군가에게 감시당하고 있다든가, 자신을 고자질했다든가, 경찰에 미행당하고 있다는 피해망상에 시달려 폭력사태를 빚는 경우도 있다. 또한 한꺼번에 많은 양을 섭취하면 심장마비나 호흡 정지로 죽을 수도 있다.

코카인에는 탁월한 국소마취 작용이 있어, 안과나 치과 수술 시 마취제로 오랫동안 이용되어 왔다. 그러나 코카인의 정신적 의존성이 문제가 되어 지금은 마취제로 사용되는 일은 없으며, 코카인을 토대로 화학적으로 합성한 프로카인(procaine)이나 리도카인(lidocaine)과 같은 국소마취제를 사용한다.

현재, 미국이나 유럽의 각 나라에서는 코카인을 위험한 마약으로 규정하고 소지, 사용, 판매를 엄격하게 규제하고 있다. 하지만 콜롬비아,

페루, 볼리비아에서 재배된 코카인이 미국으로 밀수돼 코카인 중독자를 양산하면서 심각한 사회문제를 야기하고 있다.

그러나 안데스 산지에서는 지금도 코카 잎을 씹으면서 일하거나 산길을 오가는 사람들이 많다. 하지만 그들이 중독 상태에 빠져, 망상에 시달리거나 폭력을 행사했다는 이야기는 들어 본 적이 없다. 이는 전통적으로 코카 잎과 더불어 사는 문화를 쌓아 온 사회와 그렇지 않은 사회의 차이라고 말할 수 있을지도 모른다.

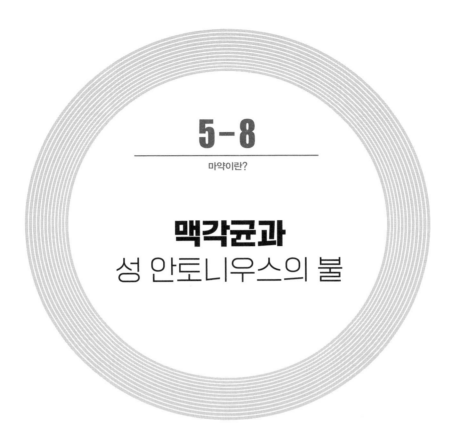

맥각균과
성 안토니우스의 불

중세 유럽에는 페스트, 콜레라와 더불어, 원인불명의 병으로 두려움에 떨게 했던 괴질이 또 하나 있었다. 갑자기 손발이 저리고 온몸에 경련이 일어나다가, 손끝이나 발끝이 마치 불에 탄 듯 검게 변하면서 마침내 떨어져 나가는 무서운 병이었다.

마치 손발이 타서 눌은 것처럼 보였기 때문에, 당시 사람들은 이 병을 신이 내린 신성한 불 때문에 생긴 것으로 여겼다. 환자들은 자신의

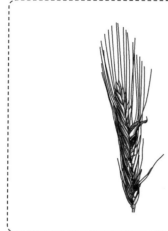

맥각은 맥각균이 호밀과 같은 화본과 식물의 이삭에 기생하여 균핵이 된 것이다.

죄를 속죄하기 위해 오스트리아의 빈 교외에 있던 성 안토니우스 사원을 순례하기 시작했다. 성 안토니우스(St. Anthony) 자신도 이 병에 걸려 다리를 잃었지만, 장수를 누렸다는 고사 때문이었다. 그런데 신기하게도 순례를 떠나 성 안토니우스 사원이 가까워지면 환자들의 증상이 나아졌다고 한다. 이 때문에 이 괴질을 '성 안토니우스의 불'이라고 부르게 되었다.

나중에 가서야 이 병의 원인이 당시 사람들이 즐겨 먹던 호밀과 관계가 있다는 사실이 밝혀졌다. 기후 악화 등으로 생장이 좋지 못한 호밀에는 맥각균이라는 곰팡이가 기생하는 경우가 있다. 이 곰팡이는 이삭에 균핵(菌核)을 형성해, 이삭 사이에서 마치 뿔이 돋아난 것 같은 모습을 하고 있어 맥각(麥角)이라는 이름이 붙었다. 이 맥각균이야말로 괴질의 원인이었던 것이다. 순례를 떠나면 증상이 완화되는 이유는 맥각균에 오염된 호밀 빵을 먹지 않기 때문이었다.

맥각의 존재는 고대에도 이미 알고 있었다. 기원전 600년의 아시리아의 고문서에도 '낟알에 붙어 있는 작은 결절은 유독하다'라는 기록이 있다. 그러나 유럽에서 '성 안토니우스의 불'이라는 병이 바로 이 맥각균 때문이었다는 사실이 밝혀진 것은 17세기에 들어와서였다.

맥각에 들어 있는 독은 '맥각 알칼로이드'라고 하는데, 맥각 알칼로이드가 몸속에 들어가면 혈관 평활근을 수축시키는 작용이 있다. 이로인해 말초 혈관의 혈액순환이 나빠져 괴사를 일으키는 것이다. 한편, 19세기까지 유럽에서는 이 같은 맥각의 성질을 이용해 자궁 평활근을 수축시켜 분만을 촉진하는 목적으로 이용했다.

그런데 맥각에는 또 하나의 작용이 있다. 바로 신경에 영향을 미쳐환각이나 정신착란을 일으키는 것이다. 여기에서 개발된 것이 1960년대 미국의 젊은이들을 열광과 도취의 도가니로 빠뜨린 환각제 LSD였다.

예술과 히피문화에 영향을 준 LSD의 탄생

LSD는 1938년 스위스의 제약회사 산도즈 사에서 근무하던 알버트 호프만(Albert Hofmann) 박사가 만든 것이다. 물론 호프만 박사는 환각제를 개발할 목적으로 LSD를 만든 것은 아니었다. 처음 목적은 맥각을 이용한 분만촉진제의 개발이었다. 연구 과정에서 호프만 박사는 맥각 알칼로이드의 에르고타민(ergotamine)에서 리세르그산디에틸아미드(lysergic acid diethylamide)라는 새로운 화합물을 합성하는 데 성공했

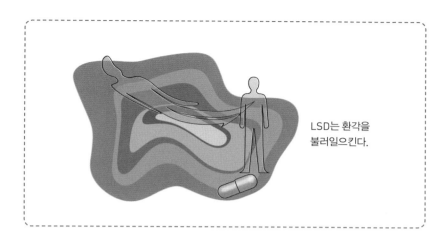

LSD는 환각을
불러일으킨다.

다. 그는 이 물질의 첫 글자와 산도스 사의 S, 그리고 25번째 물질이라는 사실을 가리키는 25의 숫자를 넣어 LSD 25라고 명명했다.

그런데 회사에서 이 시약에 전혀 흥미를 보이지 않자, LSD 25는 5년 동안이나 무관심 속에 방치되었다. 1942년에 호프만 박사는 다시 한번 이 물질을 검토하기 위해 꺼내 놓았다. 그러자 이상하게도 돌연 현기증이 일어났고, 마치 술에 취한 듯한 느낌으로 선명한 색채와 형태로 가득 찬 만화경과 같은 환각 상태에 빠지게 되었다. 이런 상태가 2시간 이상 지속되었다. 호프만 박사는 이 선명한 환각이 LSD 때문이라는 사실을 깨닫게 되었다.

호프만 박사는 LSD가 지닌 향정신약으로서의 작용이 정신분열증 환자의 세계를 재현하거나, 뇌 속의 메커니즘 연구에 도움이 될 것이라고 생각했다. 그러나 LSD를 누구보다 열렬하게 환영한 이들은 과학자보다 오히려 젊은이들과 예술가들이었다. 나중에는 LSD가 가져오는 환각 체험을 예술 창조의 힌트로 이용하는 '사이키델릭(psychedelic, 환각 상태를 연상시키는)'이라는 아트 운동까지 일어났다.

LSD는 신경전달물질인 세로토닌의 작용을 억제한다. LSD의 환각 환기작용은 아주 강렬하며, 체중 1kg당 0.5㎍의 복용으로 정신 상태에 변화가 생기고, 선명한 색채를 띤 환각이 몇 시간에 걸쳐 지속된다. 소리가 영상으로 바뀌어 전개되는 특성이 있으므로 아주 리얼한 환각 체험을 할 수 있다. 금단 증상도 거의 없고, 복용 후 빠른 시간 안에 성분이 분해돼 뇌에도 영향을 남기지 않는다고 한다. 단, LSD를 복용할 때의 환경이나 정신 상태가 환각 체험에 강한 영향을 미친다. 따라서 정신적으로 초조한 상태에서 LSD를 복용하면 배드 트립*에 빠질 가능성도 있다.

1950년에 LSD가 미국에 수입되자, 당시 하버드 대학 티모시 리어리(Timothy Leary) 심리학 교수는 LSD가 의식을 각성시키는 약이라며 절찬해 마지않았다. 많은 젊은이들과 예술가들이 LSD의 포로가 되었고, LSD는 히피 문화와 카운터컬처(counter-culture, 지배문화에 대항하는 하위문화)에 지대한 영향을 끼쳤다.

★ 배드 트립
마약이나 LSD를 복용하면 환각을 동반한 고양 상태가 되는데, 이를 '트립'이라고 한다. 트립에는 행복감과 하늘을 나는 듯한 느낌을 주는 '굿 트립(good trip)'과 반대로 불안과 우울감을 불러오는 '배드 트립(bad trip)'이 있다.

LSD는 헤로인이나 코카인처럼 중독성이 없다. 그러나 LSD를 복용하면 나타나는 환각 증상 때문에 교통사고를 당하거나 높은 곳에서 뛰어내릴 위험성이 있다. 또한 LSD가 반사회적인 젊은이들의 활동과 관련을 맺고 있다는 점 때문에, 미국 정부는 1967년에 LSD 사용을 금지시켰다. 일본 역시 1970년에 LSD를 마약으로 규정했다.

그러나 한편에서는 LSD가 가져온 예술적 공헌을 재평가하고, 정신병 치료를 비롯해 LSD의 올바른 사용법을 검토하자는 주장도 나오고 있다. 그리고 지난 2006년에는 LSD의 개발자인 호프만 박사의 100세 생일을 축하하며 2,000명에 가까운 연구원과 예술가들이 스위스의 바젤에 모여 LSD에 대한 국제 심포지엄을 개최했다.

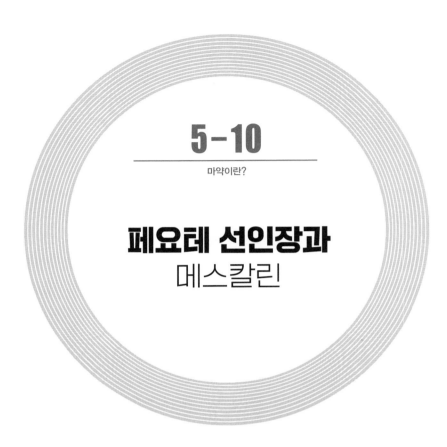

5-10
마약이란?

페요테 선인장과
메스칼린

　페요테(peyote)는 멕시코 중부에서 미국 텍사스 주 남부에 걸쳐 자생하는 가시 없는 선인장이다. 페요테 끝 부분에 있는 과육에는 환각을 일으키는 성분이 들어 있어, 고대부터 미국 인디오들 사이에서는 신성시되어 왔고, 종교의식이나 질병 치료 목적으로 사용해 왔다.

　1960년대 후반, 미국의 인류학자 카스타네다(C. Castaneda)가 그의 저서 『돈 후앙의 가르침』에서 페요테를 사용한 경험을 자세히 기록해,

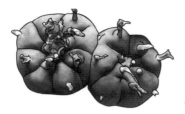

페요테는 멕시코 및 미국 남부의 사막 지대에 자생하는 가시 없는 선인장이다. 환각작용을 일으키는 알칼로이드가 들어 있어 고대부터 종교의식 등에 사용되었다.

페요테

카운터컬처에서 페요테는 LSD와 더불어 주목받게 되었다.

페요테에는 30종 이상의 알칼로이드가 들어 있는데, 주성분은 메스칼린(mescaline)이다. 메스칼린은 신경전달물질인 노르아드레날린과 비슷한 구조를 갖고 있으며, LSD와 비슷한 시각적 환각작용이 있다. 단, 그 효력은 LSD와 비교하면 400분의 1에 불과할 정도로 작다. 소량을 복용하면 도취감과 행복감을 주지만, 많은 양을 복용하면 불안감과 공포감을 불러일으키는 경우도 있다.

작가이자 평론가인 올더스 헉슬리(Aldous L. Huxley, 1894~1963)는 그의 저서 《지각의 문, 천국과 지옥》에서 400mg의 메스칼린을 복용했을 때의 체험을 기록하고 있다. 그는 메스칼린을 복용한 후 어느 정도 시간이 지나자 눈앞에서 금색 빛이 춤을 추는 듯했고, 마침내 공간과 시간의 감각이 사라져 가는 것을 느꼈다고 한다.

그러나 헉슬리는 다음과 같이 적고 있다.

"나도 이 약을 먹으면 적어도 몇 시간 동안은 블레이크(W. Blake)나

러셀(Russell)이 그리고 있는 내면의 별세계가 마음속에 펼쳐질 것이라고 믿었다. 그러나…… 메스칼린은 내 마음 속에 비전의 세계라는 별세계가 아닌, 내 외부의 세계, 눈으로 보는 평범한 세계 속에서 평상시와는 다른 하나의 별세계를 보여 주었다."

결국, 약물이 보여 주는 세계가 천국인지 지옥인지를 결정하는 것은 자신의 경험과 처한 문화에 따라 다르다. 아메리카 원주민에게는 페요테의 체험에 종교적인 의미를 부여하는 문화가 존재하지만, 기분전환을 위해 페요테를 사용하는 사람에게는 그 체험이 아무런 의미가 없으므로 그저 쾌락을 추구할 뿐이다.

페요테와 메스칼린의 소지나 사용은 미국에서도 법률로 엄격하게 규제하고 있다. 단, 미국 원주민의 종교단체인 '네이티브 아메리칸 처치'의 의식에서 페요테를 사용할 때는 예외적으로 법적으로 용인하고 있다.

2005년 하버드 대학의 존 할펀 박사가 실시한 연구 결과에 따르면, 페요테를 수개월 또는 수년에 걸쳐 사용한다고 해도 뇌에는 손상을 주지 않는다고 한다.

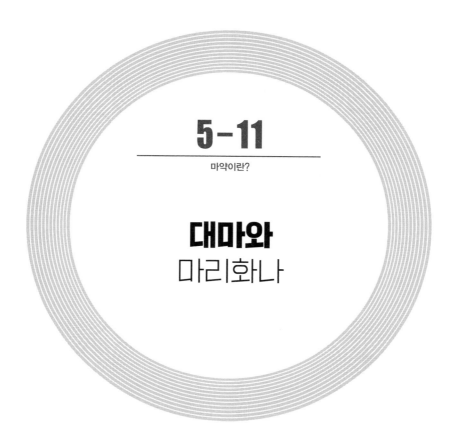

5-11

마약이란?

대마와
마리화나

대마는 마과(科)의 한해살이풀로 원래는 중앙아시아와 중동이 원산지다. 대마의 섬유는 아주 질겨서 의복에서부터 가방이나 밧줄 등을 만드는 원료로 이용해 왔다. 대마의 잎을 건조시킨 것이 마리화나이며, 대마의 꽃이삭에서 채취한 수지를 가루로 만든 것이 해시시(hashish)다. 마리화나와 해시시는 오랜 옛날부터 환각제로 사용돼 온 역사를 갖고 있다.

대마에 대한 가장 오래된 기록 중 하나는 그리스의 역사가 헤로도토

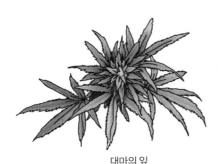

대마는 마과의 한해살이풀로 중앙아시아와 중동이 원산지로 되어 있다. 대마의 잎을 건조시킨 것이 마리화나이며, 대마의 꽃이삭에서 추출한 수지를 건조시킨 것이 해시시다.

대마의 잎

스(Herodotos, BC 484?~BC 425?)가 쓴 《역사》이다. 그는 《역사》에서 스키타이 지방에서 사용하는 대마에 대해 언급하고 있다. 또 마르코 폴로(Marco Polo, 1254~1324)의 《동방견문록》에서는 이란 산중에 화려한 궁전을 지은 '산의 노인'이 젊은이들을 암살자로 교육시킬 때, 이 해시시를 이용해 천국의 환상을 보여줬다고 기록하고 있다.

환각성 식물의 주요 성분은 대부분 알칼로이드지만, 대마의 환각작용은 알칼로이드가 아니라 THC(tetrahydrocannabinol)라고 하는 물질이다. THC는 뇌 속의 해마와 소뇌 등에 작용해 안도감과 행복감, 시각·청각의 예민화, 시간이나 공간의 감각 변화 등을 일으킨다. 음악에 의해 영상 이미지가 떠오르거나, 몸이 하늘로 두둥실 날아오르는 기분을 느끼는 경우도 있다.

대마의 이 같은 정신작용에 주목해 19세기 유럽에서는 불안감의 완화나 최면을 위해 대마를 의약품으로 처방하였다. 그런데 20세기에 접어들자 미국에서 대마의 사용을 금지하는 법률이 연달아 제정되면서, 이후 대마는 사회악으로 규탄을 받게 되었다. 일본에서도 대마의 소지·사용을 금지하고 있다. 반면에 유럽에서는 네덜란드나 독일 등 제한적으로 대마를 합법화하는 나라도 있다.

대마는 헤로인과 코카인, 알코올에 비해 유해성이 적고, 습관성이나 금단 증상도 거의 없다고 한다. 그 때문에 대마를 금지하는 것은 납득할 수 없다는 논의도 적지 않다. 확실히 대마보다 알코올 중독이나 니코틴 중독이 생명과 보다 직접적인 관련이 있는데, 술이나 담배는 금지하지 않고 대마만 금지시키는 것은 납득할 수 없다는 의견도 있다.

그러나 한편으로 THC는 공격적인 행동을 유발한다는 실험 결과도 있다. 집단 사육되는 쥐에 THC를 체중 1kg당 매일 6mg씩 30일간 주었더니, 17일 후에 정동반응(情動反應, 정동이란 기분을 의미한다)이 바뀌어 공격 행동을 보였다는 것이다. 이런 행동은 장기간에 걸쳐 관찰되었으며, 집단에서는 일단 없어졌다고 생각한 공격 반응이 개체를 격리하면 재발하는 경향도 관찰되었다. 또한 대마를 상용하면 내성이 생겨 횟수와 용량이 늘어난다는 점도 확인되었다. 따라서 약리학적 관점에서 본다면, 대마가 전혀 무해하다고는 말할 수 없다.

마약의 법적 규제는 약리작용뿐만 아니라, 그 나라의 문화나 역사, 반정부 조직의 자금원으로 이용되는지의 여부 등 사회 배경과도 깊은 관련이 있다. 그러므로 일률적으로 건강에 해가 있는지 없는지의 여부만으로는 판단할 수 없다는 점이 마약 문제의 어려움이라고 할 수 있다.

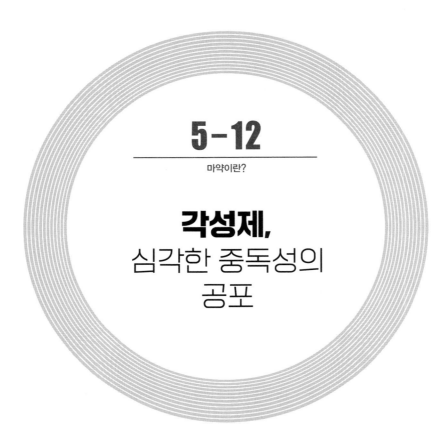

5-12
마약이란?

각성제,
심각한 중독성의
공포

전 세계에서 마약을 둘러싼 범죄는 끊임없이 발생하고 있다. 이는 마약의 밀수와 밀매가 막대한 이익을 가져다주기 때문이다. 일본에서도 각성제의 밀매는 조직폭력단의 최대 자금줄이다.

속된 말로 샤브(필로폰 등의 각성제) 중독이라고 하는 각성제 중독은 매우 심각하다. 각성제의 남용에 의해 환각과 망상 증상이 한 번 나타나게 되면, 이후에 각성제를 끊어도 플래시백(flash back)이라는 환각 재

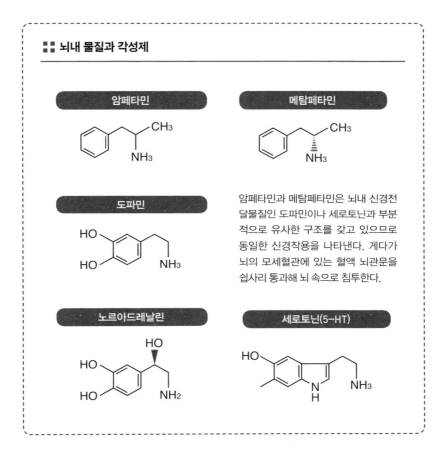

뇌내 물질과 각성제

암페타민

메탐페타민

도파민

암페타민과 메탐페타민은 뇌내 신경전
달물질인 도파민이나 세로토닌과 부분
적으로 유사한 구조를 갖고 있으므로
동일한 신경작용을 나타낸다. 게다가
뇌의 모세혈관에 있는 혈액 뇌관문을
쉽사리 통과해 뇌 속으로 침투한다.

노르아드레날린

세로토닌(5-HT)

현 현상이 일어나기 쉽다. 또 신체적 의존이나 정신적 의존성이 강해,
각성제의 약효가 떨어지면 참을 수 없는 권태감이 엄습하고, 각성제를
손에 넣기 위해 폭력이나 범죄도 서슴지 않는 정신 상태에 빠지게 된다.

각성제 단속법에서 규제하는 주된 약물은 암페타민(amphetamine)과
메탐페타민(methanphetamine)인데, 일본에서 나돌고 있는 각성제의 대
부분은 메탐페타민이다. 메탐페타민은 과거에는 필로폰이라고 불렸지

만, 지금은 스피디(speedy), 아이스(ice), 에스 같은 이름으로 유통되고 있다.

각성제는 중추신경을 흥분시키고 도파민의 분비를 촉진시켜, 기분을 상쾌하게 만들어준다. 또한 식욕을 억제하는 효과가 있어, 최근에는 다이어트를 위해 각성제를 사용하는 젊은 여성도 있다. 그러나 아무리 날씬해진다고 해도 각성제 중독 환자가 된다면 아무 소용이 없는 일이다.

각성제는 계속 복용하면 내성이 생기기 때문에 점점 그 양을 늘리지 않으면 효과가 없다. 또한 약효가 떨어진 뒤에는 극도의 피로감과 불안, 혼란이 일시에 찾아와 두통과 가슴 두근거림, 어지럼증 등을 동반하는 경우가 많다. 한꺼번에 다량 복용하면 의식장애나 환각, 망상 등의 증상이 나타난다. 그러나 무엇보다도 가장 무서운 것은 강한 의존성이라고 할 수 있다. 각성제에 손을 댄 사람들이 각성제를 끊고 싶어도 좀처럼 끊지 못하는 이유는 바로 이 때문이다. 설령 끊는 데 성공했다 해도 언제 다시 플래시백 현상이 나타날지 모른다는 공포감을 평생 안고 살아야 한다. 특히 최근 들어서는 각성제 남용자의 저연령화가 심각한 사회문제가 되고 있다.

참고로, 시중에서 구할 수 있는 각성제 1g은 5만 엔 정도다. 금 시세의 약 20배에 해당하는 가격이다. 경찰 단속에 의한 1년간 각성제 압수량은 최근 몇 년 동안 400kg 전후로, 단순 계산한다 해도 무려 200억엔에 달한다. 이것이 바로 각성제의 밀조·밀매가 좀처럼 근절되지 않는 이유다.

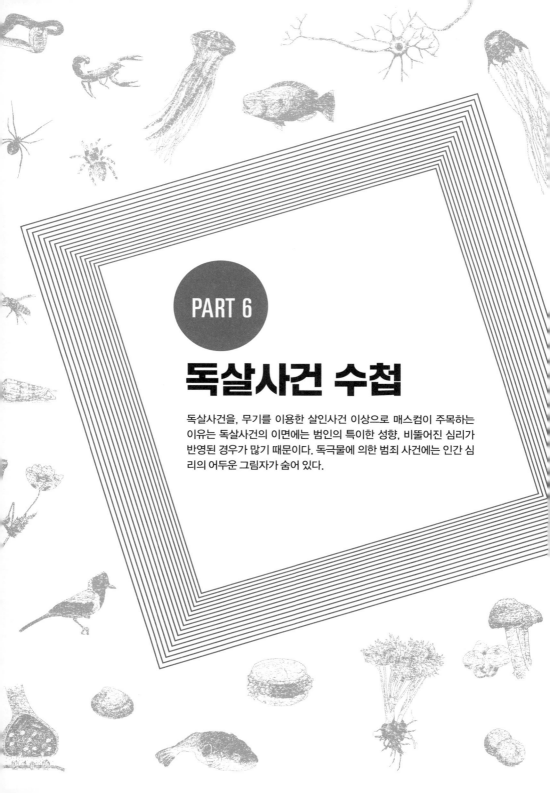

PART 6

독살사건 수첩

독살사건을, 무기를 이용한 살인사건 이상으로 매스컴이 주목하는 이유는 독살사건의 이면에는 범인의 특이한 성향, 비뚤어진 심리가 반영된 경우가 많기 때문이다. 독극물에 의한 범죄 사건에는 인간 심리의 어두운 그림자가 숨어 있다.

희대의 독살범,
브랭빌리에
후작부인

유럽에서 일어난 독살사건 중에서 특히 유명한 독살범을 꼽으라면 단연 브랭빌리에 후작부인을 들 수 있다. 그녀는 태양왕 루이 14세(Louis XIV, 1638~1715)가 군림하던 17세기 프랑스 파리를 공포에 떨게한 악명 높은 독부였다. 독의 매력에 흠뻑 빠진 그녀의 희생양이 된 사람들은 무려 100여 명을 헤아릴 정도다.

나중에 브랭빌리에 후작부인이 된 마리 마들렌 도브레는 1630년에

파리 명문 귀족의 딸로 태어났다. 높은 신분과 유복한 가정환경, 그리고 아름다운 미모까지 갖춘 마리는, 어렸을 때부터 자신의 욕망을 억누르지 못하는 분방한 성격의 소유자였다. 특히 성적으로는 방종하기 짝이 없어 10대 때부터 두 명의 남동생과 육체관계를 맺었다고 한다.

마리는 21세에 브랭빌리에 후작과 결혼하지만, 남편은 도박과 여자에 미친 한량 같은 사람이었다. 한편 마리도 선천적인 바람둥이 기질을 버리지 못하고 마침내 젊은 군인 생트 크루아와 공공연한 연인관계를 맺게 된다. 딸의 좋지 못한 소문에 분노한 마리의 아버지는 자신의 지위를 이용해 생트 크루아를 체포해 바스티유 감옥에 투옥시킨다. 그런데 옥중에서 생트 크루아는 이탈리아의 유명한 독살범과 알게 되고, 아비산*을 이용한 독약의 제조비법을 전수받는다.

그리고 6주일 뒤에 석방된 그는 다시 마리의 곁으로 돌아와 눈엣가시인 그녀의 아버지를 독살하려는 계획을 꺼내 놓는다. 이에 찬성한 마리는 제조된 독의 위력을 시험하기 위해, 파리 시립자선병원에 가난한 병자를 위문한다는 핑계로 찾아가 환자들에게 독이 들어간 과자를 나눠준다. 이 독으로 50명 이상의 환자들이 목숨을 잃었으나, 병원 측에서는 원인이 무엇인지 밝히지 못한다. 독약의 효력을 확인한 마리와 생트 크루아는 부친을 같은 수법으로 독살한다. 점점 독약의 위력에 매료된 마리는 아버지의 유산을 몽땅 독차지하기 위해 형제자매들도 차례로 독살한다. 그리고 마침내 그 화

＊아비산
비소의 산화물 중 하나인 삼산화이비소. 무미 · 무취의 분말로 예로부터 독약으로 이용돼 왔다. 다량 섭취하면 위통과 심한 설사를 일으키고 급사한다. 소량을 장기간 섭취하면 전신쇠약 증상이 나타난다. 195쪽 참조.

살은 자신의 남편인 브랭빌리에 후작에게로도 향한다.

그러나 애인인 생트 크루아는 브랭빌리에 후작의 독살에는 반대했다. 후작이 독살되면 그 다음 차례는 자신일지 모른다며 두려워했기 때문이라는 설도 있지만, 그 진상은 알 수가 없다. 그 과정에서 마리와 생트 크루아의 사이는 악화되기 시작했고, 그 후 얼마 지나지 않아 생트 크루아도 수수께끼 같은 죽음을 맞이한다. 독약을 만드는 과정에서 죽었다고 하지만, 마리가 독살했다는 설도 있다.

생트 크루아의 유품에서 마리의 범행을 밑받침하는 증거가 발견돼 그녀는 체포된다. 그리고 끔찍한 고문 끝에 마침내 자신의 범행 일체를 자백한다. 1676년 7월, 브랭빌리에 후작부인은 파리 광장에서 참수형에 처해졌고, 그녀의 시신은 완전히 재로 변할 때까지 태워졌다.

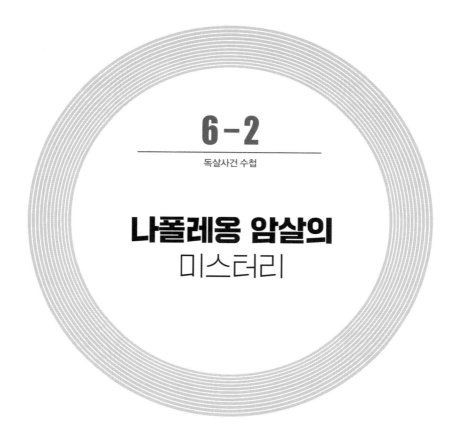

6-2

독살사건 수첩

나폴레옹 암살의
미스터리

프랑스의 영웅 나폴레옹이 유배지인 세인트헬레나 섬에서 생을 마감한 것은 1821년의 일이다. 그러나 나폴레옹(Napolén Bonaparte, 1769~1821)의 사망 원인을 두고 지금까지도 의견이 분분하다. 이는 당시 나폴레옹의 측근이었던 루이 마르샹의 일기가 나폴레옹이 죽은 지 150년이 지난 1955년에 발표되었기 때문이다.

마르샹의 일기를 읽은 스웨덴의 의사 퍼슈홋은 지금까지 위암으로 사망했다고 알려진 나폴레옹의 증상이, 아비산에 의한 중독 증상과 유사하다는 점을 깨달았다. 또한 글래스고 대학의 스미스 교수는 죽은 나폴레옹의 머리카락에서 고농도의 비소가 검출되었다고 보고했다. 이 때문에 나폴레옹의 독살설이 갑자기 급부상하게 된 것이다.

여기에는 강한 반론도 있었으나, 다시 철저히 조사해 본 결과 나폴레옹의 모발에 포함된 비소의 함유량이 병세가 악화됨에 따라 점점 더 늘어났다는 사실이 밝혀져, 나폴레옹의 독살설은 더욱 신빙성을 띠게 되었다. 2001년에는 프랑스의 법의학자에 의해 나폴레옹의 모발에 대한 재감정이 이루어졌다. 그 결과, 비소가 모발 중심부에 있다는 사실로 미루어 비소가 입으로 섭취된 것임을 알게 되었다.

그러나 비소가 나폴레옹의 모발에서 발견된 것은 당시 와인 잔 등을 소량의 비소로 소독했기 때문이라며 독살설을 부정하는 학자도 있다. 또한 만약 비소를 입으로 섭취했다면 보통 피부의 색소침착이나 각화증(角化症)*이 나타나게 마련인데, 나폴레옹에게서는 이 같은 증상을 찾아볼 수 없다는 지적도 있다. 그 밖의 다른 증상들 역시 위암으로 인한 증상으로 보아도 별 문제가 없다는 의견도 있다. 나폴레옹의 사인을 둘러싼 논쟁은 아직까지도 이렇다 할 결론을 내리지 못하고 있다.

그렇다면, 만약 나폴레옹이 독살되었다고 가정한다면 범인은 과연 누구일까? 여기에도 다양한 설들이 있는데, 그중 가장 유력한 것이 나폴레옹을 모셨던 몬트롱 백작 설이다. 독살 지시를 내린 이는

* 각화증
피부 표피의 각질층이 두껍고 딱딱하게 되어 갈라지는 병이다. 본래 각화는 외부 자극으로부터 몸을 보호하기 위한 피부의 방어 반응이다.

나폴레옹의 정적으로 나중에 샤를 10세(Charles X)가 된 왕당파의 아르트와 백작이라고 한다. 또한 몬트론 백작 부인이 나폴레옹의 애인이 되어 나폴레옹의 아이를 임신했기 때문에 그로 인한 백작의 질투가 독살의 동기가 되었다고도 한다.

하지만 유력한 암살자로 지목받고 있는 몬트론 백작의 부인 머리카락에서도 고농도의 비소가 검출된 점으로 보아, 비소는 환경에 의한 영향 때문이라고 보는 견해도 있다. 나폴레옹이 비소 중독에 걸렸다는 사실은 분명하지만, 이것이 고의적인 독살인지 아닌지, 비소가 직접적인 죽음의 원인인지 아닌지에 대해서는 지금도 확실하게 단언할 수 없다.

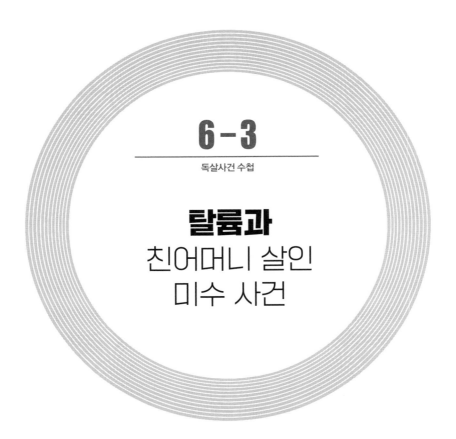

6 - 3

독살사건 수첩

탈륨과
친어머니 살인
미수 사건

독이라는 말에서 대부분의 사람들이 연상하는 것은 아마도 독을 이용한 끔찍한 살인사건일 것이다. 투구꽃의 독을 이용한 살인사건, 지하철 사린가스 사건, 독 카레 사건 등 독을 살인의 수단으로 이용한 사건은 일일이 열거하기조차 힘들다.

독살사건을, 무기를 이용한 살인사건 이상으로 매스컴이 주목하는 이유는 독살사건의 이면에는 범인의 특이한 성향, 비뚤어진 심리가 반영된 경우가 많기 때문이다. 독극물에 의한 살인은 범행을 실행에 옮기기 전까지 주도면밀한 준비 과정이 필요하다. 독극물에 대한 화학적 지식도 갖고 있어야 한다. 또 독살범 중에는 독극물에 대한 이상 집착을 보이는 경우도 적지 않다. 독극물에 의한 범죄 사건에는 이 같은 인간 심리의 어두운 그림자가 숨어 있다.

2005년에 일본 시즈오카의 한 여고생이 친어머니에게 조금씩 탈륨을 먹여 독살하려고 한 사건은, 보통 사람들의 머리로는 상상하기 힘든 가히 충격적인 사건이라고밖에 할 수 없다. 강한 증오심과 분노가 아닌, 그저 과학적 호기심으로 자신의 친어머니에게 탈륨을 먹였다는 점에서 지극히 특이한 사건이었다.

문제의 여고생은 집 근처의 약국에서 탈륨을 구입했다고 한다. 독극물로 취급되고 있는 탈륨은 18세 미만의 청소년에게는 판매가 금지되어 있지만, 여고생은 '학교 화학실험에 사용한다'는 이유를 들어 가루로 된 초산탈륨을 손에 넣었다. 그 후 어머니가 먹는 음식에 조금씩 탈륨을 섞어, 어머니가 점점 쇠약해져 가는 과정을 냉정한 눈으로 관찰했던 것이다.

여고생은 중학교 때부터 화학을 좋아했고, 졸업 문집에도 '취미는 화학실험과 사람의 행동을 관찰하는 것'이라고 적혀 있다. 그녀의 일기에도 '손끝이나 다리가 저려 해독제를 만들었다. 탈륨 중독의 치료는 프러시안블루와 염화칼륨의 경구 투여로 이루어진다'는 등 화학적인 내용이 눈에 많이 띈다. 실제로 프러시안블루(Prussian blue)는 장 속에서 탈륨과 결합해 탈륨의 흡수를 억제하는 작용이 있고, 염화칼륨은 탈륨의 배설을 촉진하는 역할을 한다.

이 사건에서 눈에 띄는 점은 그녀가 영국의 독극물 살인범인 그레이엄 영(Graham Young, 1947~1990)을 존경한다는 사실이었다. 그레이엄 영은 14살 때 의붓어머니를 독살하고, 그 후에도 동료에게 탈륨을 먹인 후 동료가 죽음에 이르는 과정을 세세하게 기록한, 이상 행동을 보인 범죄자다.

시즈오카 여고생의 범행은 탈륨을 이용했다는 점과, 그 죽음에 이르는 과정을 줄곧 관찰해 왔다는 점에서 그레이엄 영의 수법과 같다고 할 수 있다.

악명 높은
탈륨 독살범
그레이엄 영

그레이엄 영은 탈륨이라는 독극물을 이용한 살인마 중 가장 유명한 범죄자다. 1947년 영국에서 태어난 그레이엄 영은 어렸을 때부터 독극물이 인체에 미치는 영향에 큰 관심을 보였다. 그는 13살 때 이미 약국에서 안티몬(Antimon)과 같은 독약을 조금씩 구해 이를 가족에게 투여하여, 그 반응을 관찰했다. 그 후 학교 과학실험실을 드나들게 된 그레이엄은 화학실험에서 사용하는 독극물을 자유롭게 손에 넣을 수 있게

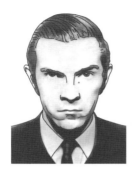

그레이엄 영

되었다.

　그가 14살 때 사이가 나빴던 계모가 원인불명의 병으로 세상을 떠났다. 아버지와 누나도 자주 심한 통증과 구토에 시달렸다. 그의 주변에서 차례로 일어나는 이상한 사건들에 의구심을 품은 경찰이 그의 방을 조사한 결과, 안티몬과 탈륨을 비롯한 다량의 독약이 발견되었다. 그는 체포되었고 정신병원에 수용되었는데, 거기에서도 환자에게 독을 투여했다.

　9년 후, 퇴원한 그레이엄은 탈륨을 손에 넣기 위해 카메라 공장에 취직한다. 탈륨은 카메라 렌즈의 제조과정에서 이용되기 때문이다. 거기에서 그는 동료 두 명을 탈륨으로 독살한다. 하지만 그가 그들에게 특별히 원한을 갖고 있었던 것은 아니다. 동료들은 그를 아껴주었지만, 그에게 그들은 그저 탈륨의 실험대상일 뿐이었다.

　조사에 임한 법의학자는 죽은 두 명의 증상이 아가사 크리스티의

《창백한 말》에 등장하는 탈륨 피해자의 증상과 아주 유사하다는 사실을 깨닫는다. 수사 결과, 그레이엄 영이 유력한 용의자로 떠올랐다. 그의 방에서는 독약과 화학실험 도구, 그리고 소위 '독살 일기'라고 할 수 있는, 학술 논문에 버금갈 정도로 아주 상세한 독극물 투여 기록이 발견되었다.

그 후 그레이엄 영은 종신형을 선고받고 감옥에서 복역 중 심장발작을 일으켜 41세의 나이로 세상을 떠났다.

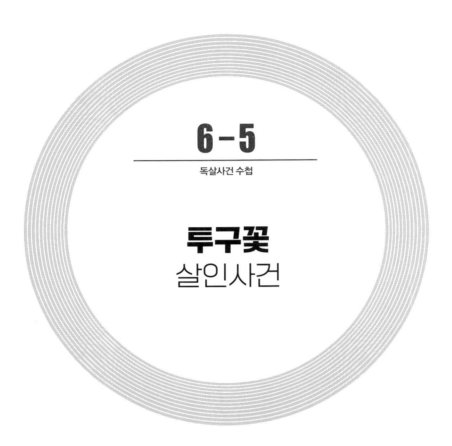

6-5

독살사건 수첩

투구꽃
살인사건

1986년 5월, 한 쌍의 부부가 신혼여행차 오키나와를 찾았다. 두 사람은 나하(那覇)의 한 호텔에서 하룻밤을 보낸 후, 신부는 도쿄에서 온 여자 친구들과 함께 이시가키 섬으로 여행을 떠났다. 남편은 일 때문에 아내와 친구들을 배웅한 후 오사카로 돌아갔다.

신부와 여자 친구들은 이시가키 섬에 도착해 호텔에 체크인을 했다. 그런데 그 직후에 신부가 갑자기 심한 구역질과 구토를 하면서 복통과

팔다리 마비 등을 호소했다. 구급차로 실려가던 중 그녀는 심폐 정지 상태에 빠져, 병원에 도착한 후 얼마 지나지 않아 숨을 거두었다. 해부 결과, 사인은 급성 심근경색이었다.

그런데 매스컴에서는 이 사건에 강한 의혹을 품었다. 조사 결과, 남편에게는 과거 두 명의 아내가 있었고, 둘 다 젊은 나이에 급성 심부전으로 사망했다는 사실이 밝혀졌다. 또 아내가 남편이 수령인으로 되어 있는 1억 8,500만 엔짜리 생명보험에 가입했다는 사실도 드러났다.

부검 결과, 죽은 아내의 혈액에서 투구꽃에 들어 있는 유독 성분인 아코니틴이 검출되었다. 지금까지 확실치 않았던 심부전의 원인이 투구꽃 중독에 의한 것이라는 결론이 내려진 것이다. 매스컴에서는 일제히 다시 의혹을 제기했고, 마침내 투구꽃의 입수 경로까지 밝혀졌다. 경찰은 남편을 횡령 용의라는 다른 죄목으로 체포한 후, 투구꽃 살인의 의혹을 추궁했다. 그리고 그가 고산식물 판매점에서 투구꽃 70포기를 구입했다는 사실을 밝혀냈다.

하지만 남편은 계속 자신의 알리바이를 주장했다. 투구꽃의 독에는 즉효성이 있으므로 만일 자신이 아내에게 투구꽃의 독을 먹였다면 그 자리에서 아내는 죽었을 것이다. 그러나 아내에게 중독 증상이 나타난 것은 자신과 헤어지고 1시간 반 뒤, 비행기로 이시가키 섬에 도착하고 나서부터다. 그러므로 자신이 아내를 죽이는 것은 불가능하다고 주장한 것이다.

그러나 수사가 진전됨에 따라 더욱 흥미진진한 사실들이 밝혀졌다.

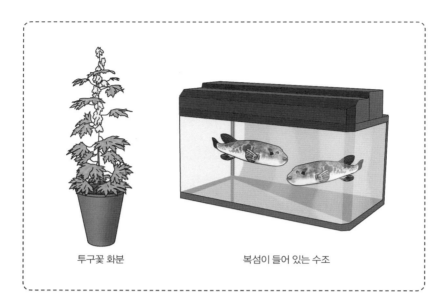

투구꽃 화분   복섬이 들어 있는 수조

사건이 일어나기 2년 전부터 용의자가 맹독을 가진 복섬(참복과의 바닷물고기)을 업자로부터 대량으로 구입했다는 사실이 드러난 것이다. 또한 결혼 전에 살던 자신의 아파트에 투구꽃과 복섬, 쥐를 수집한 후, 약국에서 구입한 다양한 약품들을 사용해 독의 추출과 동물실험을 반복했다는 사실도 밝혀졌다. 그래서 신부의 혈액을 다시 감정한 결과, 예상대로 피 속에서 투구꽃의 아코니틴과는 별개로 복어의 독성분인 테트로도톡신이 검출되었다.

이게 도대체 어떻게 된 일일까? 사실 복어 독인 테트로도톡신과 투구꽃의 아코니틴은 서로 길항작용(생물체의 어떤 현상에 대하여, 두 개의 요인이 동시에 작용하면서 서로 그 효과를 줄이는 작용)을 한다. 테트로도톡신에는 아코니틴과는 정반대로 신경세포의 나트륨 통로를 차단하는 작용

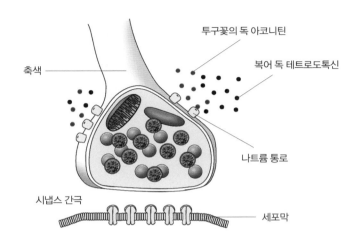

복어 독인 테트로도톡신과 투구꽃의 아코니틴은 신경세포의 나트륨 통로에 대해, 서로 반대작용을 한다. 테트로도톡신은 나트륨 통로를 차단하려고 하고, 아코니틴은 통로를 계속 열어 놓으려고 한다. 테트로도톡신이 아코니틴의 작용시간을 늦추었다고 볼 수 있다.

이 있다. 때문에 아코니틴과 테트로도톡신을 함께 투여하면, 테트로도톡신은 나트륨 통로를 개방하려는 아코니틴의 작용을 방해한다. 따라서 아코니틴이 신경에 미치는 시간이 늦춰진 것이다.

실제로 아코니틴과 테트로도톡신의 양을 조절해 아코니틴이 작용하는 시간을 늦추는 것은 아주 어려운 일이다. 범인은 그와 같은 적정 배합률을 동물실험을 통해 산출했을지도 모르지만, 어쨌든 결과적으로 그 목적은 달성되었다. 그러나 그와 같은 메커니즘도 규명돼, 1994년 최고재판소는 남편에게 무기징역 판결을 내렸다. 피고인은 곧바로 항소했지만 기각되었고, 현재는 무기징역이 확정된 상태다.

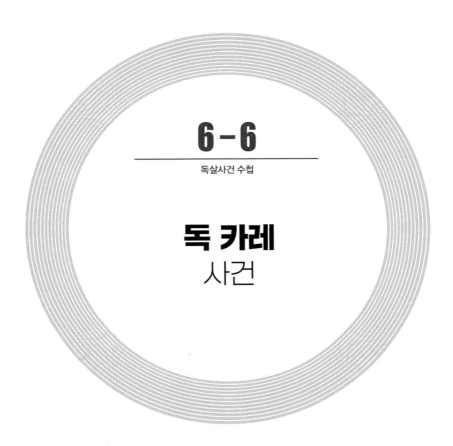

6-6

독살사건 수첩

독 카레
사건

1998년 일본 와카야마(和歌山)에서 일어난 독 카레 사건은 평온한 일상생활을 한순간에 지옥의 구렁텅이로 빠뜨린 충격적인 사건이었다.

여름 축제 참가자들에게 나눠주기 위해 만든 카레 속에 들어간 아비산 때문에, 카레를 먹은 67명이 중독 증상을 일으켰고, 그중 4명이 사망했다.

그러나 처음에 이 사건은 단지 부패한 카레 때문에 일어난 집단 식중독 사건처럼 보였다. 때문에 고통을 호소한 환자들에게 처방된 약은 구토를 멈추게 하는 약과 항생물질이었다. 당연한 일이지만, 환자들의 증상은 조금도 나아질 기미를 보이지 않았고, 마침내 아이를 포함한 사망자까지 나오게 되었다.

이 사건이 '독극물에 의한 것 같다'고 발표한 것은 사건이 발생한 다음날이었다. 토사물에서 청산화합물이 검출되었기 때문에, 처음에 경찰은 독약의 정체가 청산화합물이라고 발표했다. 그런데 그 후 의료관계자로부터 청산화합물 중독치고는 피해자들의 증상과 사망 시각에 의문이 남는다는 얘기를 듣고 다시 조사한 결과, 피해자의 위 내용물과 소변, 먹고 남은 카레에서 아비산이 검출되었다. 그러나 이때는 이미 사건이 발생한 지 1주일 이상이 경과한 뒤였다.

어째서 원인물질인 아비산을 밝혀내는 데 이토록 시간이 걸렸던 것일까?

이유 중 하나는 이 사건이 애초부터 독극물에 의한 무차별 살인일 수 있다는 가능성을 경찰이나 의료 관계자들이 상상조차 못했기 때문이다. 또한 아무리 독극물이 들어 있었다고 해도 일반 의료 관계자들의 경우, 이 같은 중독 증상을 접할 기회가 좀처럼 없기 때문에 쉽게 알아차리지 못한다. 이 같은 조건들이 겹쳐 아비산에 의한 중독이라는 판정이 늦어진 것이다.

아비산을 섭취하면 콜레라처럼 심한 설사와 구토를 일으킨다. 중증의 경우 탈수 및 쇼크 증상을 일으키고, 경련을 동반하며, 죽는 경우도 있다.

처음부터 독극물 중독일지도 모른다는 점을 염두에 두었다면 증상에 대처하는 방식도 다르고, 치료법의 선택도 달랐을 것이다.

사건 발생 직후 바로 단순한 식중독이 아니라 독극물에 의한 사고라고 의심했다면, 재빨리 위세척과 같은 독극물 중독 증상에 대한 응급처치를 취할 수 있었을 것이다. 그랬다면 4명의 아까운 생명이 허무하게 사라지는 일도 없었을지 모른다.

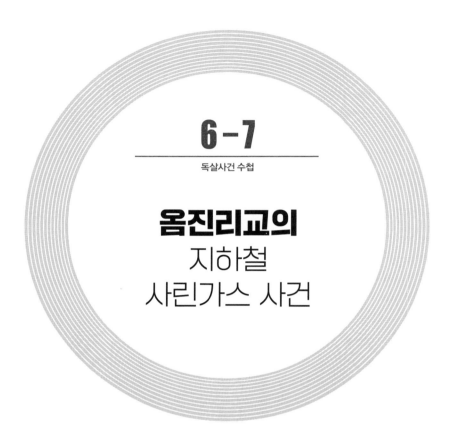

6-7

독살사건 수첩

옴진리교의
지하철
사린가스 사건

옴진리교가 사린을 대량 생산할 계획에 착수한 것은 1993년의 일이

었다. 가미쿠잇시키무라(上九一色村)의 제7사티안(옴진리교의 집단 거주촌)

에 사린 제조 공장을 세우고 70톤의 사린을 생산한다는 계획이었다.

이듬해인 1994년에 교단은 옴진리교의 토지 매매를 둘러싼 소송 문제

에 혼란을 주기 위해 마쓰모토 재판소에 사린을 살포할 계획을 세웠다.

그리고 이를 위한 예비실험으로 마쓰모토(松本) 시의 주택가에 사린을

뿌리기로 했다. 이때 일어난 사건이 마쓰모토 사린 사건이다.

그 이듬해인 1995년 1월에, 매스컴 보도를 통해 가미쿠잇시키무라의 제7사티안 주변에서 유기인*이 발견되었다는 뉴스를 접한 아사하라 쇼코(麻原彰晃) 교주는 경찰이 옴진리교의 관련 시설을 압수 수색할지 모른다는 불안감에 사로잡혔다. 그래서 경찰의 주의를 딴 곳으로 돌리기 위해 아사하라 교주와 교단 간부들은 도쿄 지하철에 사린가스를 뿌려 사회적 혼란을 야기할 계획을 짰다.

1995년 3월 20일 아침, 옴진리교 간부 5명은 나일론 주머니에 담은 사린을 들고 지하철을 탔다. 그리고 오전 8시가 되자 일제히 비닐우산 끝으로 주머니에 구멍을 낸 후 차량에서 내린 후 도망쳤다. 이때 살포된 사린으로 12명이 사망하고, 피해자가 5,500명에 이르는 대형 참사가 발생했다.

채취한 샘플로 살포된 가스가 사린이라는 사실은 바로 판명이 났지만, 이런 사실을 모르고 현장에 급파된 경찰과 소방대원은 보호복을 입지 않은 채 구조 활동을 벌였기 때문에 대부분의 사람들이 사린가스에 중독되었다.

사린가스에 의한 피해자의 치료에는 아트로핀과 팜(옥심제)이 사용되었다. 사린은 신경전달물질인 아세틸콜린을 분해하는 콜린에스테라아제라는 효소와 결합함으로써 콜린에스테라아제의 작용을 방해한다. 이 때문에 아세틸콜린이 분해되지 않아 근육이 수축한 채 원상태로 돌아가지 못

＊유기인
사린은 유기인 화합물이므로 유기인은 사린이 분해돼서 생긴 산물이다

하는 것이다. 이것이 사린에 의한 중독 증상이다. 아트로핀은 아세틸콜린의 작용을 억제하는 효과가 있고, 팜에는 콜린에스테라아제와 사린을 분리시키는 작용이 있다. 이 두 가지 약품을 함께 사용하자 치료 효과는 컸다.

그러나 피해자들 중에는 지금도 사린에 의한 후유증으로 고통받고 있는 사람들이 있다. 몸은 회복되어도 외상후 스트레스 장애(PTSD)로 심적인 고통을 겪고 있는 피해자들도 많다.

경찰이 가미쿠잇시키무라를 비롯한 전국 옴진리교 관계시설 25곳에 압수 수색을 단행한 것은 사건이 발생한 후 이틀이 지난 3월 22일의 일이었다.

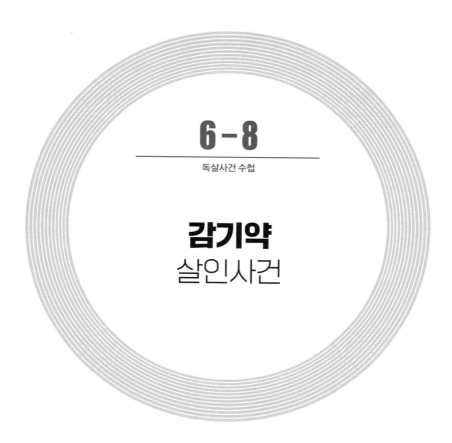

6-8

독살사건 수첩

감기약
살인사건

일본 사이타마 현 혼조(本庄) 시에서 보험금 살인 혐의를 받고 있던 금융업자가 매스컴 관계자들을 모아 놓고 200회 이상 유료 기자회견을 열었던 사건을 혹 기억하는 독자들도 있을 것이다.

이 남성은 보험금을 노리고 알고 지내던 여성 두 명과 남성 두 명의 위장결혼을 계획해, 총 12억 엔이 넘는 보험금을 갈취하려고 한 혐의를 받고 있었다. 결혼한 남성 중 한 명이 의문사하고, 또 한 명도 건강상의 이상을 호소하며 병원에 입원했기 때문에 일단 체포가 임박한 듯 보였지만, 용의자인 남성은 매일 밤 자신이 경영하는 스낵바에 기자들을 불러놓고 자신의 결백을 주장하는 유료 기자회견을 열었다. 정황상, 용의자가 범인이라는 사실은 명백해 보였다. 그러나 범죄를 입증할 결정적인 증거를 좀처럼 잡을 수가 없었다.

독극물에 의해 살해됐을 것이라는 심증은 갔지만, 피해자의 몸에서 사인이 될 만한 독극물이 검출되지 않았다. 용의자 자신도 기자회견 중에 "독은 결코 검출되지 않을 것"이라며 자신 있게 말했다.

그러나 돌파구는 생각지도 못한 곳에 있었다. 금융업자의 정부(情婦)의 아버지가 과거에 술을 마시면서 감기약을 복용하자, 간 기능장애를 일으켜 입원한 사실이 밝혀진 것이다. 이 일을 통해서 용의자는 알코올과 함께 감기약 성분인 아세트아미노펜(acetaminophen)*을 다량 섭취하면 간 기능장애를 일으켜 죽을 수도 있다는 점을 알고 있었을 가능성이 있었다.

이에 따라 입원한 남성의 모발을 조사했더니 아세트아미노펜이 검출되었다. 아세트아미노펜은 진통 해열제로 대부분의 일반 감기약에 들어 있다. 적당량을 복용하면 별 이상이 없지만, 한꺼번에 많은 양을 복용하면 심한 부작용을 일으키는 것이다.

2000년 3월, 경찰은 다른 죄목으로 금융업자 등 4명을 체포했다. 그 후 공범자의 자백으로 두 명의

＊ 아세트아미노펜
일반 감기약 속에 진통 해열제로 들어 있는 성분이다. 몸속에서 산화되면 아세트아미드키논을 생성하는데, 이것이 간장 독성을 갖고 있다. 소량이라면 문제없지만, 많은 양을 섭취하면 중독 증상이 나타난다.

피해 남성들에게 장기간에 걸쳐 술과 다량의 아세트아미노펜을 먹였다는 사실이 밝혀졌다. 또한 용의자는 이 사건에 앞서 1995년에도 위장결혼을 계획해, 3억 엔짜리 보험에 든 남성을 투구꽃 독이 들어간 팥빵을 먹여 살해했다는 사실이 드러났다. 2002년 10월 이 금융업자에게는 사형이 언도되었다.

독의 세계로 떠나는 흥미롭고 유익한 여행

추리소설 마니아로서 셜록 홈즈, 아가사 크리스티, 애드거 앨런 포의 소설에서 《소년탐정 김전일 사건부》, 《명탐정 코난》, 《탐정학원Q》와 같은 추리만화, 게다가 'CSI', '크리미널 마인드' 같은 수사 드라마까지 두루 섭렵한 나로서는 출판사에서 처음 《독은 우리 몸에 어떤 작용을 하는가》의 원서를 받고 설레는 마음을 가눌 수가 없었다.

이 책에 나와 있듯이, 아가사 크리스티의 작품에는 '독살사건'이 자주 등장해, 나 역시 독에 대해 많은 관심을 갖고 있었기 때문이다. 하지만 쉽고 재미있게 독을 설명한 책을 접할 기회가 없던 차에, 전나무숲을 통해 이 책을 번역하게 돼 '이게 웬 떡이냐!' 할 정도로 기뻤다.

이 책을 통해 독이 있는 식물이나 동물이라고 해서 무조건 사람에게 피해를 주는 것은 아니며, 무시무시한 독도 어떻게 활용하느냐에 따라 사람의 병을 고치는 약이 될 수 있다는 사실을 배웠다.

똑같은 화학물질이 어떨 때는 독이 되고 어떨 때는 약이 되는 것은 단지 양의 차이 때문이다. 맹독물질이라도 양을 더하거나 줄임으로써

'약'이 되기도 하고, 반대로 약으로 쓰이는 물질도 일정량을 초과하면 생명에 위협을 가하는 독이 되기도 한다. 지피지기면 백전백승이라 했듯이, 독을 알아야 약을 보다 잘 사용하게 되지 않을까?

이 책은 비단 독약 이야기뿐만 아니라 우리 주변에서 흔히 볼 수 있는 식물에 들어 있는 독이나, 복어나 벌의 독, 여름철에 자주 걸리는 O-157과 같은 식중독을 일으키는 세균, 마약에 이르기까지 다양한 독에 대해 흥미진진하게 소개하고 있다. 그리고 마지막으로 실제 일어난 사건을 다룬 '독살사건 수첩'을 통해, 이 같은 사건이 비단 소설 속 이야기가 아니라 우리 주변에서도 흔히 일어날 수 있는 일이라는 사실을 일깨워 경각심을 불러일으키고 있다.

지식과 재미가 적절히 배합된 이 책을 번역하는 동안 조금이나마 지루한 일상을 잊을 수 있어 역자로서는 분에 넘치는 행복이었다.

_ 이동희

참고문헌

- 《독의 문화사》, 스기야마 지로(杉山二郎)/ 야마자키 미키오(山崎幹夫) 저, 가쿠세이샤, 1990

- 《독약의 탄생》, 야마자키 미키오(山崎幹夫) 저, 가도가와서점, 1995

- 《역사를 바꾼 독》, 야마자키 미키오(山崎幹夫) 저, 가도가와서점, 2000

- 《재미있게 배우는 독과 약》, 야마자키 미키오(山崎幹夫) 편, 독과 약 연구회 저, 니혼분게이샤, 2004

- 《독 이야기》, 야마자키 미키오(山崎幹夫) 저, 중앙공론사, 1985

- 《독의 역사 – 인류가 영위한 이면의 궤적》, 장 드 말레츠 저, 하시모토 이타루(橋本到) / 가타기리 유(片桐祐) 역, 신헤이론, 1995

- 《독약의 마력 – 인간과 독과 범죄》, 쓰네이시 게이이치(常石敬一) 저, 고단샤, 2001

- 《생활 속의 죽음에 이르는 독약·독충 60》, 가라키 히데아키(唐木英明) 저 / 감수, 고단샤, 2000

- 《독의 과학》, 후나야마 신지(船山信次) 저, 나쓰메샤, 2003

- 《독의 과학 Q&A – 독버섯에서 비소, 사린, 다이옥신까지》, 미즈타니 다미오(水谷民雄) 저, 미네르바쇼보, 1999

- 《독약잡학사전》, 오키 고스케(大木幸介) 저, 고단샤, 1984

- 《사건으로 본 독 –투구꽃에서 사린까지》, Anthony T. Tu 편저, 가가쿠도진(化學同人), 2001

- 《다이옥신 – 신화의 종언》, 와타나베 다다시(渡潤正)/ 하야시 도시로(林俊郎) 저, 일본평론사, 2003

- 《살인·주술·의약》, 존 만 저, 야마자키 미키오(山崎幹夫) 역, 도쿄카가쿠도진(東京化學同人), 1995

- 《메디신 퀘스트 – 신약 발견의 끝없는 연구》, 마크 프로트킨 저, 야시로 미치코(屋代通子) 역, 쓰키지소칸, 2002

- 《독약의 박물지》, 다치키 다카시(立木鷹志) 저, 세이큐샤, 1996

[ㄱ]

각성제 231, 234, 245, 266~268
거미독 102
결핵균 29, 62
경피독 21, 24
곰팡이 독 53, 62, 118, 120~122
구아닌 169, 170
글루타민산 102, 125, 184~185, 234
근육 이완제 156~157

[ㄴ]

나트륨 통로 15, 30, 36, 38, 40, 63, 65~66,
          68, 79, 81, 96, 99, 140, 284~285
납 중독 211~213
내독소 48~50, 62
내분비교란물질 34, 194, 224~226
녹농균 64, 66
니코틴 24~25, 32, 44, 52, 54, 159~163,
       265

[ㄷ]

다이옥신 52, 54, 194, 225~227
대마 231, 263~265
독우산광대버섯 177~178, 183
독인삼 150~152
독조(毒鳥) 92, 96
독해파리 74~76
독화살개구리 52, 53, 95~97
두엄먹물버섯 179~181
디프테리아 128

[ㄹ]

리보솜 114, 165, 166

리신 52, 53, 164~167
리코린 154

[ㅁ]

마귀광대버섯 34, 56, 178
마리화나 263~264
마비성 패독 53, 68~69
마이토톡신 52, 53, 78~80
맥각 알칼로이드 255, 256
매직 머시룸 179, 186~188, 231
맨드레이크 147
메티실린 133
메탐페타민 231, 267
메틸수은 219
모르핀 25, 27, 73, 97, 152, 230, 231, 236,
       241~242, 244~246, 249
목장말똥버섯 178, 188, 189
무스카린 56, 178~180, 183
무시몰 184~185
미란성 독가스 21, 22, 198
미치광이풀 44, 143~147, 209

[ㅂ]

고둥 61, 71~73
반수치사량 18, 52, 54, 64, 94, 96, 128, 193
방울뱀 83
배드 트립 188, 258
벌 독 33, 88~91
베로 독소 50, 52, 53, 113~116, 166
벤조피렌 162
벨라도나 44, 143~146, 147, 209
보툴리누스균 34, 46~49, 52, 53, 106~112,
            116, 193

보툴리누스 독소 33, 53, 106~112
복어 독 32~35, 40, 52, 53, 61, 63~66, 68, 69, 78~81, 88, 94, 96, 99, 284, 285
붉은등검정거미 103~104
VX가스 52~54, 206~207
비소 31, 195, 197~198, 271, 274, 275

[ㅅ]

사일로시빈 179, 187~189
삭시톡신 34, 52, 53, 66, 68~70, 79
살모넬라균 33, 45~47
살바르산 29
설사성 패독 68~69
세포 독 32, 34
솔라닌 168, 169
스코폴라민 44, 144, 147, 148
스트리크닌 21, 23
시가 독소 114
시가테라 78~80
시가테라 중독 78, 79
시가톡신 78~81
시냅스 37, 39, 40~42, 65, 68, 83, 99, 100, 109, 141, 145, 148, 149, 158, 160, 161, 185, 207, 208, 233, 234, 239, 285
시트리닌 122
식중독 45~47, 49, 67, 77~80, 106~109, 112~113, 115~117, 155
신경 독 32~35, 40~42, 49, 60, 61, 68, 70, 72, 83~84, 86, 94, 96, 99, 102, 103, 107, 150, 166, 207

[ㅇ]

아나필락시스 쇼크 88, 89
아비산 33, 52, 53, 195~198, 271, 274, 287, 288
아세틸콜린 15, 29, 39~42, 44, 68, 83, 97, 99, 100, 102, 103, 107~109, 111, 140, 141, 148, 149, 146, 157, 158, 160, 161, 180, 207~210, 291, 292
아주까리 52, 53, 165, 166
아코니틴 15~16, 35, 40, 44, 52, 53, 140~142, 283~285
아트로핀 44, 56, 144, 145, 147~149, 179, 180, 209, 291, 292
아편 44, 152, 230, 236~240, 241~242, 245
아포 107~108, 112, 126, 128
아플라톡신 52, 53, 119~121
알칼로이드 21, 43~44, 53, 94, 96, 136~137, 140, 141, 147, 150, 154, 155, 160, 161, 168~170, 172~174, 179, 180, 183, 209, 236, 238, 242, 249, 261, 264
암페타민 231, 267
에피바티딘 97
엔돌핀 239, 242, 243
엔케팔린 242
LD50 18, 19, 21, 24, 52~54
LSD 231, 255~259, 261
염화아세틸 27
O-157 33, 48~50, 52, 53, 113~117, 166
오카다산 68
옥살산 137
용균현상 131
유기수은 34, 216, 218, 219
유기인제 210
육두구 120, 121
웰치균 46
외독소 48~50, 62, 125, 126, 128
인경 154~155
인지질 25

[ㅈ]

자포 74
장염비브리오 45~47
전갈 32~34, 98~101
전해질 30

조개독 52, 53, 61, 66~72

[ㅊ]

청산가리 31, 52, 53, 64, 106, 193, 199~202, 226
청산가스 56, 170, 201
축색 36~38, 41, 65, 100, 109, 128, 141, 145, 158, 161, 185, 208, 239, 285
출혈 독 32, 49, 61, 83
치사량 142, 150, 159, 162, 166, 169, 171, 204

[ㅋ]

코노톡신 72, 73
코니인 150~151
코브라 34, 61, 82~84, 86
코카인 230~231, 234, 247, 249, 250~252, 258, 265
콜레라균 29, 48, 49
쿠라레 44, 156~158, 160
키니네 44

[ㅌ]

타란툴라 102~104
탄저균 62, 123~126
탈륨 203~205, 276~281
탈법 약물 232
테타누스톡신 52, 128~129
테트로도톡신 32, 34, 35, 40, 52, 53, 63~66, 68, 78, 79, 80, 96, 99, 284~285
톡시콜로지 32
투구꽃 15, 31, 33, 35, 40, 44, 46, 52, 53, 88, 136, 139~142, 276, 282~286
투구꽃 살인사건 282
투보쿠라린 157~158
트리판로트 29
티아노제 166, 196

[ㅍ]

파상풍균 48, 52, 116, 127~129
팔리톡신 52, 53, 80~81
패혈증 125, 165
페니실린 62, 125, 130~133
포도상구균 46, 47, 131
프로필렌글리콜 21

[ㅎ]

항원항체 반응 50, 85, 89
항체 50, 85, 88, 89
항혈청 84~85
해독제 55~57, 145, 149, 180, 197, 198, 202, 277
핵산 32, 44
헤로인 27, 239, 244~246
혈액 뇌관문 25~27, 115, 148, 157, 219, 231, 245, 267
화경버섯 177~178
환경호르몬 225~226
황색포도상구균 47, 49, 112, 133
유화수소가스 211, 212
흰독말풀 33, 56, 136, 147~149, 209

옮긴이 _ 이동희

한양대 국어국문학과 졸업. 8년간의 출판사 근무 후 일본 유학을 떠나 일본외국어전
문학교 일한통역 · 번역학과 졸업. 다년간의 다양한 번역 업무를 거쳐 현재 전문 번
역가로서 활동 중이다.

옮긴 책으로는《약은 우리 몸에 어떤 작용을 하는가》,《씹을수록 건강해진다》,《눈
질환 식생활 개선으로 낫는다》,《두부 한 모 경영》,《이기적인 시간술》,《잘되는 나를
만드는 최고의 습관》 등이 있다.

독은 우리 몸에 어떤 작용을 하는가

개정판 1쇄 발행 | 2022년 7월 28일
개정판 2쇄 발행 | 2023년 11월 17일

지은이 | 다나카 마치
감수 | 정해관
옮긴이 | 이동희
펴낸이 | 강효림

편집 | 이용주·민형우
디자인 | 채지연
마케팅 | 김용우

용지 | 한서지업(주)
인쇄 | 한영문화사

펴낸곳 | 도서출판 전나무숲 檜林
출판등록 | 1994년 7월 15일·제10-1008호
주소 | 10544 경기도 고양시 덕양구 으뜸로 130
           위프라임트윈타워 810호
전화 | 02-322-7128
팩스 | 02-325-0944
홈페이지 | www.firforest.co.kr
이메일 | forest@firforest.co.kr

ISBN | 979-11-88544-86-8 (03510)

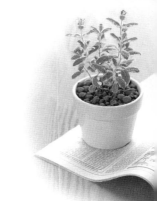

전나무숲 건강편지를
매일 아침, e-mail로 만나세요!

전나무숲 건강편지는 매일 아침 유익한 건강 정보를 담아 회원들의 이메일로
배달됩니다. 매일 아침 30초 투자로 하루의 건강 비타민을 톡톡히 챙기세요.
도서출판 전나무숲의 네이버 블로그에는 전나무숲 건강편지 전편이 차곡차곡
정리되어 있어 언제든 필요한 내용을 찾아볼 수 있습니다.

http://blog.naver.com/firforest

 '전나무숲 건강편지'를 메일로 받는 방법 forest@firforest.co.kr로 이름과 이메일 주소를
보내주세요. 다음 날부터 매일 아침 건강편지가 배달됩니다.

유익한 건강 정보,
이젠 쉽고 재미있게 읽으세요!

도서출판 전나무숲의 티스토리에서는 스토리텔링 방식으로 건강 정보를
제공합니다. 누구나 쉽고 재미있게 읽을 수 있도록 구성해, 읽다 보면 자연스럽게
소중한 건강 정보를 얻을 수 있습니다.

http://firforest.tistory.com

📱 **스마트폰으로 전나무숲을 만나는 방법**

네이버 블로그　　　　다음 블로그